中医临床思辨能力实训教程

（供中医、中西医临床、针灸推拿专业使用）

主　审　汪　悦
主　编　金桂兰　方祝元　赵　霞
副主编　朱　震　胡雨峰　郑开明　袁　园
编　者　（按姓氏笔画排序）

方祝元　冯　哲　朱　震　齐冬梅
李福风　沈卫星　张　军　林　瑞
金　路　金桂兰　郑开明　赵　霞
胡明慧　胡雨峰　袁　园　董莹莹

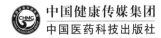

中国健康传媒集团
中国医药科技出版社

内容提要

　　寻找行之有效的教学载体培养学生掌握中医理论体系的辨证思维是迫在眉睫的任务。本教材从临床常见病多发病典型案例着手，通过展现辨证过程，突出思维流程，从四诊分析、相关检查、辨病辨证、理法方法、要点概括、临证备要、课后思考等几个方面进行教学，训练学生中医思维能力。内容涵盖肺系疾病、心系疾病、脑系疾病、脾胃系疾病、肝胆系疾病、肾系疾病、肢体经络病症，旨在训练临床诊疗能力，培养中医临床思辨能力。本教材以思维导图的形式剖析病案辨证分析过程，强化中医思维，环环相扣，层层深入，有助于达到循序渐进、举一反三的教学效果。

　　本教材适合中医院校本专科学生、研究生和临床住院医师使用。

图书在版编目（CIP）数据

　　中医临床思辨能力实训教程 / 金桂兰，方祝元，赵霞主编 .—北京：中国医药科技出版社，2021.8

　　ISBN 978-7-5214-2650-2

　　Ⅰ.①中…　Ⅱ.①金…　②方…　③赵…　Ⅲ.①中医学临床－高等学校－教材 Ⅳ.①R24

　　中国版本图书馆CIP数据核字（2021）第150641号

美术编辑　陈君杞
版式设计　友全图文
出版　**中国健康传媒集团** | 中国医药科技出版社
地址　北京市海淀区文慧园北路甲22号
邮编　100082
电话　发行：010-62227427　邮购：010-62236938
网址　www.cmstp.com
规格　787×1092mm $\frac{1}{16}$
印张　10 $\frac{3}{4}$
字数　257千字
版次　2021年8月第1版
印次　2021年8月第1次印刷
印刷　北京市密东印刷有限公司
经销　全国各地新华书店
书号　ISBN 978-7-5214-2650-2
定价　**29.00元**

获取新书信息、投稿、为图书纠错，请扫码联系我们。

前言

　　中医临床思维的特点主要体现在整体观和辨证论治，而后者正是中医临床思维的核心。从《内经》开始，就已经有了辨病论治及辨证论治的启蒙，《灵枢·五阅五使》曰："肺病者，喘息鼻张；肝病者，眦青；脾病者，唇黄；心病者，舌卷短，颧赤；肾病者，颧与颜黑。"如何在辨病的基础上进行辨证，《灵枢·决气》曰："津脱者，腠理开，汗大泄"，"液脱者，骨属屈伸不利，色夭，脑髓消，胫酸，耳数鸣"，阐述了津脱证和液脱证的临床表现。在诊病采集病史方面，《素问·五脏别论》曰："凡治病必察其下"，"凡治病，察其形气色泽，脉之盛衰，病之新故，乃治之，无后其时"。中医学的发展也是与时俱进、日新月异的，中医师的诊病从单纯的望、闻、问、切四诊过渡到了除四诊之外，还需要运用各种实验室检查及西医学技术，如血、尿、便检查和心电图、X线、CT、B超、MRI等各种辅助检查手段进行诊断，这些已成为疾病诊治过程中不可缺少的过程。因此，如何将辨病与辨证相结合，宏观与微观相结合，全面、多维度地诊察疾病，用系统的中医思维分析病情，选方用药，提高临床疗效，是医学生必须具备的能力，更是医学教育者肩负的重任。

　　本教材由南京中医药大学编写，上海中医药大学、山东中医药大学协助编写。南京中医药大学编写团队长期从事中医临床教学、科研及临床工作。从2009年研发中医临床思维训练系统开始，长期致力于学生中医临床思维培养模式的探索。针对当前部分中医专业大学生临床思维能力需要加强的情况，在开设思维训练课程基础上，编写了这本教材。旨在培养学生在扎实的中医理论指导下，通过具体典型案例学习，逐层逐步分析，透析思辨过程，展现辨证论治规律，掌握采集病史的能力，合理运用中医理论对病人进行理、法、方、药的能力；对于学生培养中医临床思维、提高辨证论治能力提供帮助。本教材编写特点在于突破传统编写模式，以辨证论治为核心，以中医思维导图为主线，帮助学习者对所思考的问题进行全方位、系统的描述与分析，有助于学生对问题进行深刻、富有创造性的思考，从而找到解决问题的关键因素或关键环节，建立中医发散性、连续性、开放性思维模式；同时，以病案为中心阐述病症，构筑理论与实践之间的桥梁，形象生动，层次分明，锻炼学习者的中医临证思辨能力；再者，课程教学理论与实践相结合，案例均来源于临床实践，案例描述后根据案例情况，提出相关的问题，启发学生思维，并配合南京中医药大学早期研发的中医临床思维训练系统进行模拟训练，线上线下结合，培养学生辨证施治的本领，真正掌握《素问·阴阳应象大论》中"因其轻而扬之，因其重而减之，因其衰而彰之。形不足者，温之以气；精不足者，补之以味"的临床应用。中医思维还需要每个学生心中的"悟性"，"悟性"体现在有广泛的理论和实践基础，也基于思考、思辨、批判性思维的能力，更需要博览群书、秉承经典、探究本原。相信本教材将对医学生科学系统临床思维能力养成有一定的促进作用！

圄于编写人员的学识和能力，书中内容难免存在疏漏之处，恳请读者批评指正。

编者

2021 年 4 月

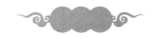

绪　论

　　临床思维是临床医生在诊治疾病过程中利用所获得的疾病的各种感性资料，结合自己的知识和经验，用一定的方法来分析、综合判断，最后达到诊治疾病的理性思维过程。医学生临床思维的培养是医学教育的重点，也是难点。如何寻找行之有效的教学载体，培养学生符合中医理论体系的辨证思维，是我们迫在眉睫的任务。

　　1. 象思维与中医思维　象思维是以事物表现于外的形象、现象、征象为依据，以"象"为工具，用直觉、顿悟、模拟客体的方法，探究事物内在本质和运动变化规律，以把握事物的整体。哲学家王树人认为象思维与概念思维相对而言，前者所要把握的是道、气、太极等非实体，属于动态整体；后者所要把握的是作为一种对象、一种客体的实体，属于静态局部。在思维语言上，前者所用"象语言"，既有在形下层面的视觉形象，还包括嗅、听、味、触等感知之象，又有形上层面的如老子所说"大象无形"之象等；后者所用则为完全符号化的概念语言。在思维方式上，"象思维"富于诗意联想，具有超越现实和动态之特点；概念思维则是对象化规定，具有执着现实和静态之特点。"象思维"在"象之流动与转化"中进行，表现为比类，包括诗意比兴、象征、隐喻。概念思维则在概念规定中进行，表现为定义、判断、推理、分析、综合以及逻辑思维演算与整合成公理系统等。"象思维"在诗意联想中，趋向"天人合一"或主客一体之体悟。概念思维在逻辑规定中，坚守主客二元，走向主体性与客观性之确定。象思维之象就是现象，是指事物在自然状态下运动变化的呈现。从内涵上说，现象是事物自然整体功能、信息和各种关系的表现。从状态上说，现象是一个过程，是事物自然整体联系的错综杂陈，充满变易、随机和偶然。现象是事物的自然整体层面，也受规律的支配。现象处于永恒的不断的变动和与他物复杂的相互联系之中，承载现象的物质实体则是相对简单、静止、稳定的存在。因此，现象层面的规律有其特殊性，不能以现象背后、支配相对稳定联系的规律形态为标准。显然，现象背后的规律在形式上会趋于严格、精准、固定，现象本身的规律则相对宽松、灵活、自由，具有较大的容纳区间。

　　一般认为象思维是人类的根本思维，也是中医学的重要思维方式，并据此建立了中医相关理论，经络现象的被发现，也是象思维的结果。象思维构成了中医药文化价值观、认知思维模式和行为方式等，它构成核心中最重要的要素，也是中医药文化的灵魂。因此，中医的发展要重视象思维，对于探索中医药的本源将具有非同寻常的意义，也会更加有力地推动中医药的继承与发展。

2.演绎推理与案例式教学 演绎推理的精髓是从一般到个别的推理，从共性到个性的深化。它能使我们的认识不断加深，思维逐渐聚焦。这种思维方法在临床实践中经常使用，也是我们在认识疾病、确定诊断过程中较多运用的思维方法。演绎推理是一个不中断的连续过程，有时几乎是"一环套一环"的延续推理。在实践中可能会遇到"推理中断"现象，就是缺乏连续进行的动因。我们必须牢牢、准确地把握演绎推理的技巧，时时注意活跃自己的思路，避免思维僵化，其中重要的"催化剂"是知识的厚度、广度与灵活运用。演绎推理在案例教学法过程中运用广泛。

案例教学法源于20世纪初美国的教师根据教学目标要求，通过提供一个典型病例，让学生置身于该情景中，然后在教师指导下，学生借助案例中的信息，运用所掌握的基本理论去分析、解决问题的一种教学方法。目前，世界高等医学教育的改革趋势之一就是让学生早期接触临床，将案例教学法引入临床教学中，有助于医学生临床思维能力的培养。案例教学在培养医学生临床思维，系统掌握理、法、方、药的运用能力，提升临床综合能力有较大的促进作用。

医学生在形成系统中医思维之前，仍然需要明确以下几个方面问题。

（1）认识并尊重中医思维与西医思维差异。中西医学发源于东西方不同年代，是在不同哲学思想、不同思维方法的基础上建立起来的不同的医学体系：中医学是宏观整体医学，西医学是微观分析医学。在医学模式上，西医学是"生物医学"为主体；中医学则是"形—神—环境医学"。在对疾病的认识上，西医学强调"邪气"，重视人体形态结构改变，认为微生物的侵袭是导致疾病发生的重要因素；而中医学强调"正气存内，邪不可干"，重视环境变化、正气不足对疾病的作用。在诊断上，西医学重视局部改变，强调实验室诊断；中医学重视整体反应，强调医患结合。在治疗上，西医学强调"对抗""剿杀"，如抗菌、消炎、制酸、平喘、抗风湿、抗心律失常等；中医学重视"调和""从化"，如调整阴阳、调和气血、调理脏腑功能等。在哲学基础上，西医学以"原子论"为依据，强调空间结构，突出微观分析性，认为"疾病是有其形态结构异常的病理过程"；而中医学则以古代"元气说"为哲学指导，强调时间结构，突出整体联系，认为疾病是人体不能适应环境所引起的各部分功能失去和谐的动态过程。中医院校的学生来源与其他理工科院校无异，进入中医药院校以后，由于理工科学生的思维习惯是分析与还原，而中医课程与他们以前所形成的思维方式和认识习惯格格不入，会使他们觉得中医不易理解，难以接受。所以此类学生在学习中医的过程中必须对自身已经固有的认识论、方法论和知识结构进行转变。

（2）扎实的传统文化知识教育至关重要。医学研究的主体是人，而人是具有自然和社会双重性的复杂的高级动物，人体的双重性决定了医学研究的双重性。早在《内经》中即认识到了这一特点，认为"形与神俱，不可分离"，形成了既重视解剖生理、又重视精神情志的理论体系。在对疾病的认识上，组织结构的异常及精神情志的异常，同样属于疾病的范畴。学生在基础教育阶段很少接触和系统学习中国传统文化。传统文化知识教育的不足，弱化了学生对中医理论的理解和掌握。因此，应当通过开设有关中国传统文化方面的课程或讲座，温习和掌握有关人的社会属性，如心理学、社会学、人类学，以及古代哲学、古代文学等知识，以丰富自己的学识，熟悉中医思维。

（3）掌握中医经典理论是领会掌握中医思维的基础。中西医学属于不同的医学模式，具有不同的哲学基础、理论体系与诊治标准。因此，欲学好中医学，掌握中医学的理论与临床特点，必须尽早建立并不断强化中医思维。首先要加强对中医经典著作的学习。《内经》《难经》《伤寒论》《金匮要略》等中医经典中不但系统阐述了人体与疾病等方面医学知识，而且蕴涵着大量有关整体观念、天人相应、阴阳五行等哲学思想和社会人文知识，应当认真学习，并加以掌握。

与此同时，与丰富经典著作的教学形式同等重要的传统中医经典教学是一种以知识为本位的教学，长期以来，经典课程的主要教学目的是解释清原文内容，教学模式呆板，课堂气氛沉闷，不能充分调动学生的学习主动性。因此，经典课程应大胆创新，进行教学内容和方法的改革。如《伤寒论》《金匮要略》的教学旨在提高学生的综合辨治能力，在教学内容上除解释原文外，通过启发式教学、讨论式教学、案例导入等教学方法，充分开展师生互动，解析、揭示张仲景临床辨证论治的思维过程和组方用药规律。临床课程教学更应运用多种教学手段，如PBL、CBL、翻转课程、情景虚拟线上线下结合。

中医思维的产生和形成，源于几千年来先哲对于生命的深刻体验与感悟。中医思维所体现的整体、和谐，人性化、个性化，回归自然、回归本源，更符合人类生命的本质规律。中医思维的培养是引导学生进入医学殿堂的钥匙，是成就高水平医生的理论指导，没有自己独到见解，人云亦云，是不可能成为好医生的。我们的宗旨是培养出能真正胜任千变万化的临床病症的医生。本教材的编写有助于学生领会中医思维，构思知识体系，通过基于临床的真实病例，分析推理、辨病辨证，确定辨治方案，培养医学生中医临床诊治能力，帮助他们早日形成自己系统的中医思维模式。只有这样，才能保持中医药事业后继有人，对中医药可持续发展具有深远的意义。

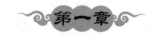

第一章

肺系疾病辨析

肺系疾病概述

肺主气，司呼吸，开窍于鼻，外合皮毛，故感受外邪，瘵虫侵袭，首先犯肺。肺居胸中，其位最高，其气贯百脉而通他脏，故他脏有病亦影响肺。肺系的病证，临床常见有感冒、咳嗽、哮证、喘证、肺痨、肺痿、咳血等。

【主要病机】

1. 宣肃失司　宣发和肃降是肺主呼吸的两个方面，两者可相互影响，或同时发生。其发生机制有二：邪气干肺，肺气壅遏，宣肃受阻，或脏气亏耗，宣肃无权。外感六淫或内生痰湿、水饮阻肺，肝火袭肺等因素，可使清虚之体受扰，肺气宣肃失常。肺气虚损，气体交换受阻，或肾虚不能纳气归原，均致宣肃无权，可见呼吸气短，难于接续。

2. 通调受阻　"肺为水之上源"，肺脏病变继而引起水液输布障碍。风邪犯肺，气失宣畅，水道不通，下趋膀胱，泛溢肌肤，发为水肿；又或燥热犯肺，肺燥津伤，水源枯竭，甚则癃闭。若咳喘经年，肺气受损，津气敷布失调，留为水饮，或损及脾肾，水失所主，关门不利，则为水肿。

【证治要点】

1. 治宜辛平甘润　肺处高位，选方多宜清轻，不宜重浊。肺恶燥，燥则肺气上逆而咳喘，甘润可使肺气得降，清肃之令得行，故治以辛平甘润为宜。

2. 直接治肺　常用法有宣肺、肃肺、清肺、泻肺、温肺、润肺、补肺、敛肺八法。宣肺、肃肺、清肺、泻肺属于祛邪，补肺、敛肺属于扶正，温肺、润肺兼具祛邪、扶正两方面，临证时以上诸法应参合应用。

3. 间接治肺　可通过五脏生克关系进行治疗，如肺脾气虚者以培土生金法治之，肝火犯肺者以清泻肝火法治之。也可通过脏腑表里关系治疗，肺经实热证可泻下通腑，使肺热从大肠下行而气得肃降。

第一节　感　冒

【病名本义】

感冒是感受触冒风邪或时行病毒，引起肺卫功能失调，出现鼻塞、流涕、喷嚏、头痛、恶寒、发热、全身不适等主要临床表现的一种外感疾病。感冒又有伤风、冒风、伤寒、冒寒、重伤风等名称。

感冒有普通感冒与时行感冒之分，中医感冒与西医学感冒基本相同，普通感冒相当于西医学的普通感冒、上呼吸道感染，时行感冒相当于西医学的流行性感冒。

【病名沿革】

《诸病源候论》所指的"时气病"之类应包含有"时行感冒"。感冒之病名，首见于北宋《仁斋直指方·诸风》篇，并与伤风互称。《类证治裁·伤风》有"时行感冒"之名。

【病案】

徐某，男，22岁，学生。2018年8月12日就诊。

主诉：发热咳嗽，鼻塞流涕2天。

现病史：2日前患者打球汗出后，遂感身热较著，微恶风，汗泄不畅，头胀痛，面赤，咳嗽，痰黏黄，咽喉乳蛾红肿疼痛，鼻塞，流黄浊涕，口干欲饮，舌苔黄，舌边尖红，脉浮数。

体检：T 38.8℃，P 100次/分，R 28次/分，BP 120/80mmHg。神清，精神可，两肺呼吸音无异常，腹部平软，无明显压痛，肝脾肋下未及。舌苔黄，舌边尖红，脉浮数。

辅助检查：胸片正常。

问题

①患者此次发病的病因病机是什么？

②给出中医诊断及分型和辨证依据。

③给出中医的治法和主方。

辨证分析思路

1.患者以发热恶风，咳嗽咽痛，鼻塞流涕为典型症状。

2.患者此次起病急，发病前有汗出吹风的经历，实验室检查无异常。

3.辨证关键：辨风寒感冒与风热感冒。感冒常以风夹寒、夹热而发病，因此临床上应首先分清风寒、风热两证。二者均有恶寒、发热、鼻塞、流涕、头身疼痛等症，但风寒证恶寒重发热轻，无汗，鼻流清涕，口不渴，舌苔薄白，脉浮或浮紧；风热证发热重恶寒轻，有汗，鼻流浊涕，口渴，舌苔薄黄，脉浮数。

4.病因病机分析：外感风热之邪入侵，风热犯表，热郁肌腠，卫表失和，肺失清肃。

5.证候分析：外感风热之邪，邪蕴于肺，卫表不和，皮毛疏泄不畅，则身热较著，微恶风，汗泄不畅；卫表不和则头胀痛；肺失宣降，故咳嗽频作；气不布津，聚液生痰，痰热蕴肺则咯痰色黄黏稠，口干欲饮；风热之邪蕴于咽喉则咽喉乳蛾红肿疼痛。患者舌质红，苔黄腻，脉滑数，本案当辨为风热犯表证。

6.立法处方：辛凉解表，宣肺清热。方予银翘散加减。

连翘10g，银花10g，桔梗6g，薄荷6g，竹叶4g，生甘草5g，荆芥5g，淡豆豉5g，牛蒡子6g，芦根10g，大青叶10g，桑叶10g，菊花10g，板蓝根10g，玄参10g，黄芩10g，知母10g。

处方分析：本方以金银花、连翘辛凉透表，兼以清热解毒；薄荷、荆芥、淡豆豉疏风解表，透热外出；桔梗、牛蒡子、甘草宣肺祛痰，利咽散结；竹叶、芦根甘凉轻清，清热生津止渴，大青叶清热；桑叶、菊花清利头目；板蓝根、玄参利咽解毒；咳嗽痰黄者，黄芩、知母清肺化痰。

7.辅助检查：查血细胞。

8.转归：反复感冒，引起正气耗散，可由实转虚；或在素体亏虚的基础上反复感邪，以致正气愈亏，而成本虚标实之证。感冒未及时控制亦有转化为咳嗽、心悸、水肿等其他疾病者。一般而言，感冒的预后良好，但对老年、婴幼、体弱患者及时行感冒之重症，可以诱发其他宿疾而使病情恶化甚至出现严重的后果。

9.病案分析思维流程图

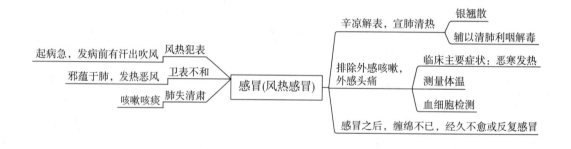

【其他疗法】

(一)中成药

1.**姜枣祛寒颗粒**　2袋，每日3次。用于风寒感冒。

2.**银翘解毒丸**　一次4～8片，一日2～3次。用于风热感冒。

(二)食疗

1.**桑叶薄荷饮**　桑叶5g，菊花5g，竹叶10g，煮茶治疗风热感冒。

2.**红糖姜枣汤**　红糖30g、鲜姜15g、红枣30g。以水三碗煎至过半，顿服，服后出微汗即愈。祛风散寒，治风寒感冒。

【预防调护】

1.生活规律，劳逸结合，坚持规律适当的体育锻炼，增强体质，提高体抗力。

2.保持室内空气流通，避免受凉、淋雨、过度疲劳；避免与感冒患者接触，避免脏手接触口、眼、鼻。年老体弱易感者更应注意防护，上呼吸道感染流行时应戴口罩，避免在人多的公共场合出入。

3.保持情绪乐观稳定，多喝水。

【要点概括】

（一）病因病机概括

感冒的病位在肺卫，其基本病机是外邪影响肺卫功能失调，导致卫表不和，肺失宣肃，尤以卫表不和为主要方面。卫表不和，故见恶寒、发热、头痛、身痛、全身不适等症；肺失宣肃，故见鼻塞、流涕、喷嚏、喉痒、咽痛等症。

（二）辨证要点

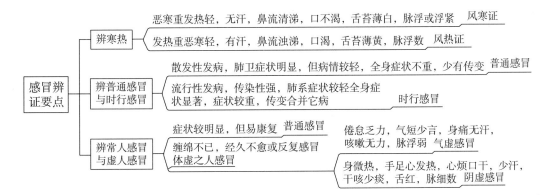

（三）基本辨证分型及治疗

表1-1 感冒的基本辨证分型及治疗主方

分型	症状	治法	主方
风寒感冒	恶寒重，发热轻，无汗，头痛，肢节酸疼，鼻塞声重，时流清涕，喉痒，咳嗽，痰吐稀薄色白，舌苔薄白，脉浮或浮紧	辛温解表，宣肺散寒	荆防败毒散
风热感冒	发热，微恶风寒，或有汗，鼻塞喷嚏，流稠涕，头痛，咽喉疼痛，咳嗽痰稠，舌苔薄黄，脉浮数	辛凉解表，宣肺清热	银翘散
暑湿感冒	发生于夏季，面垢身热汗出，但汗出不畅，身热不扬，身重倦怠，头昏重痛，或有鼻塞流涕，咳嗽痰黄，胸闷欲呕，小便短赤，舌苔黄腻，脉濡数	清暑祛湿解表	新加香薷饮
气虚感冒	易反复感冒，感冒则恶寒较重，或发热，热势不高，鼻塞流涕，头痛，汗出，倦怠乏力，气短，咳嗽咯痰无力，舌质淡苔薄白，脉浮无力	益气解表	参苏饮
阴虚感冒	阴虚津亏，感受外邪，津液不能作汗外出，微恶风寒，少汗，身热，手足心热，头昏心烦，口干，干咳少痰，鼻塞流涕，舌红少苔，脉细数	滋阴解表	加减葳蕤汤

【临证备要】

感冒的治疗一般禁用补法，以免敛邪，但若体虚之人，又当在解表剂中佐以益气、养阴等补益之品，以扶正祛邪。正确的煎药、饮食等调护，有助感冒的迅速康复。

【名老中医验方选粹】

1.内蒙古名老中医李凤林小儿感冒"五根汤" 葛根6g，板蓝根6g，山豆根6g，白茅根6g，芦根6g，藿香6g，红花3g，大黄2g。水煎服2次，每次煎成70ml，一日分2~3次服。

2.刘绍勋自制解毒清热饮 银花、连翘、菊花各30g，桑叶、芦根、生石膏、滑石粉各20g，薄荷、黄芩、蝉蜕各15g，甘草6g。清热解毒，辛凉透表。主治：流行性感冒，病毒性感冒。

【思考题】

1.简述气虚感冒的病因病机。

2.风寒感冒的主症、治法、代表方是什么？

第二节 咳 嗽

【病名本义】

咳嗽是指肺失宣降，肺气上逆作声，咯吐痰液，为肺系疾病的主要证候之一。其中有声无痰为咳，有痰无声为嗽，一般多痰声并见，故以咳嗽并称。本病证与西医所述咳嗽意义相同，涉及范围广，西医学中急慢性支气管炎、支气管扩张、肺炎等疾病以咳嗽为主症时，以及其他原因引起的慢性咳嗽，均可参照本篇辨证论治。

【病名沿革】

咳嗽病名首见于《内经》，《素问·咳论》有五脏六腑之咳"皆聚于胃，关于肺"之说。隋·巢元方《诸病源候论》将咳嗽分为十咳，除五脏咳外，尚有风咳、寒咳、胆咳、厥阴咳和支咳等名称。

【病案】

王某，男，41岁，职员，2015年4月就诊。

主诉：咳嗽4日。

现病史：患者有慢性咽炎病史，时有干咳，咽喉干痛，4天前汗出受风后咳嗽又作。刻诊：

咳嗽频作，声音嘶哑，咽喉干痛，喉痒，痰少而黏，夹少量血丝，伴鼻塞，口干，发热恶风。

既往史：慢性咽炎病史8年，否认其他内科疾病病史。

体检：T 37.7℃，P 92次/分，R 24次/分，BP 130/80mmHg。神清，精神欠振，咽部充血，两肺呼吸音粗，腹部平软，无明显压痛，肝脾肋下未及。舌质红而少津，苔薄黄，脉浮细数。

辅助检查：胸片检查示两肺纹理增粗、增多，未见明显渗出影。

问题

①患者此次发病的病因病机是什么？

②此次咳嗽属于外感还是内伤？

③给出中医诊断的分型和辨证依据。

④给出中医的治法和主方。

辨证分析思路

1.患者以咳嗽，咽喉干痛，痰少而黏，鼻塞，口干为典型症状。

2.患者胸片检查示两肺纹理增粗、增多，符合西医急性支气管炎诊断。

3.辨证关键：咳嗽有外感、内伤之分，内外病邪侵袭犯肺，肺脏祛邪外达，以致肺气上逆，冲激声门而发为咳嗽。外感咳嗽属于邪实，可因风寒、风热、风燥犯肺，肺气壅遏不畅所致。而内伤咳嗽病理因素主要为痰、火，痰有寒热，火有虚实，痰火可互为因果，反复发作，迁延日久，脏气属邪实与正虚并见。外感咳嗽与内伤咳嗽可相互为病，外感咳嗽如迁延失治，邪伤肺气，更易反复感邪，而致咳嗽屡作，肺脏益伤，逐渐转为内伤咳嗽；内伤咳嗽，肺脏有病，卫外不强，易受外邪引发或加重，久则肺脏虚弱，阴伤气耗。

4.病因病机分析：本案患者汗出受风后咳嗽发作，有外邪乘袭病史，发病时间短暂，当属外感咳嗽。患者既往有慢性咽炎病史，咽喉干痛多年，病久耗伤肺阴，为阴虚体质，在此基础上复感风燥之邪，肺气失于润降，故肺气上逆而咳。

5.证候分析：风燥伤肺，肺失清润，故咳嗽频作；燥热伤津则声音嘶哑，咽喉干痛，痰少而黏；燥热伤肺，肺络受损，故痰中夹少量血丝；风燥犯表，卫表不和则鼻塞、口干、发热恶风。故本案当辨为风燥伤肺证。

6.立法处方：由上述可见，本案当属风燥伤肺，治宜疏风清肺，润燥止咳。方予桑杏汤加减。

桑叶10g，薄荷（后下）3g，豆豉10g，杏仁9g，前胡10g，牛蒡子10g，南沙参10g，川贝10g，天花粉12g，知母10g，麦冬10g，白茅根10g

处方分析：桑杏汤清宣凉润，用于风燥伤津、干咳少痰、外有表证者。桑叶、薄荷、豆豉疏风解表；杏仁、前胡、牛蒡子肃肺止咳；南沙参、川贝母、天花粉生津润燥；知母清肺泄热；麦冬滋养肺阴；白茅根清热止血。

7.辅助检查：血沉、痰培养加药敏、结核菌素试验，排除结核等其他疾病。

8.转归：患者疏风清肺，润燥止咳治疗后，表证得解，后续应以滋阴润肺为主，以沙参麦冬汤为主方。一般而言，外感咳嗽病浅易治，但燥邪易伤肺津，若不及时治疗，久则肺阴亏耗益甚，成为阴虚肺燥之内伤咳嗽，故有"燥咳每成痨"之说。

9.病案分析思维流程图

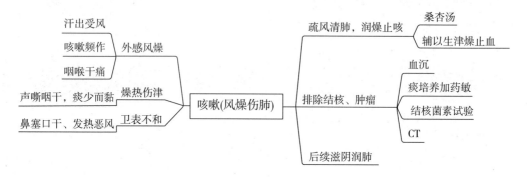

【其他疗法】

（一）中成药

1.小青龙颗粒6g（无糖型）或13g（含糖型），每日3次。解表化饮，止咳平喘。用于寒饮咳嗽，恶寒发热，恶寒，咳喘痰稀。

2.复方鲜竹沥液20ml，每日3次。清热化痰止咳。用于痰热咳嗽，痰黄黏稠。

3.玉屏风颗粒5g，每日3次。益气固表止汗。用于肺虚易感，表虚不固者。

（二）食疗

1.五汁饮　梨1000g，鲜藕500g，鲜麦冬50g，鲜荸荠500g，鲜芦根100g。原料洗净，芦根加水煎汤备用。前四种原料榨汁，与芦根汤混合即可。代茶饮，每日1~2次。适用于肺热咳嗽，温热病后期津伤及内伤消渴者。

2.姜糖苏叶饮　生姜6g，紫苏叶3g，红糖适量。生姜切丝，苏叶碾碎，加红糖开水冲泡10分钟即可。代茶饮，每日3~5次。适用于风寒咳嗽兼肠胃症状者。

3.麦冬粥　麦冬20g，粳米50g。麦冬煎取汁液，与粳米一同煮粥。每日1次。适用于肺阴亏耗引起的干咳痰少、潮热盗汗者。

【预防调护】

（一）预防

1.注意气候变化，防寒保暖。慢性久咳肺气虚弱者，适当参加体育锻炼，增强体质，提高抗病能力。

2.戒烟，避免刺激性气体伤肺。

（二）护理

1.外感咳嗽，如发热等全身症状明显者，应适当休息。

2.内伤咳嗽多呈慢性反复发作，应当注意起居饮食的调护，饮食不宜肥甘、辛辣及过咸，注意劳逸结合。

【要点概括】

（一）病因病机概括

咳嗽病因有外感、内伤之分。外感咳嗽为六淫外邪犯肺，有风寒、风热、风燥等不同。内伤咳嗽为脏腑功能失调，有肝火、痰湿、痰热、肺虚等区别。病机为邪气干肺，肺失宣降，肺气上逆，发为咳嗽。病位在肺，与肝、脾、肾等脏器有关。

（二）辨证要点

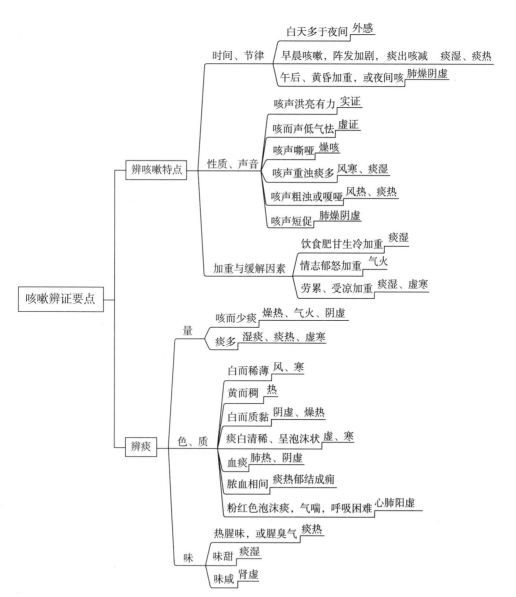

（三）基本辨证分型及治疗

表1-2　咳嗽的基本辨证分型及治疗主方

分型	主症	治法	主方
风寒袭肺证	咳嗽声重，气急，咽痒，咯痰稀薄色白	疏风散寒，宣肺止咳	三拗汤、止嗽散加减
风热犯肺证	咳嗽频剧，气粗或咳声嘶哑，喉燥咽痛，咯痰不爽，痰黏稠或黄，咳时汗出	疏风清热，宣肺止咳	桑菊饮加减
风燥伤肺证	干咳，无痰或痰少而黏，不易咯出，或痰中带有血丝	疏风清肺，润燥止咳	桑杏汤加减
痰湿蕴肺证	咳声重浊，痰多，痰黏腻或稠厚成块，色白或灰	燥湿化痰，理气止咳	二陈平胃散合三子养亲汤加减
痰热郁肺证	咳嗽气息粗促，或喉中有痰声，痰多质黏，咯吐不爽	清热肃肺，豁痰止咳	清金化痰汤
肝火犯肺证	上气咳逆阵作，咳时面赤，咽干口苦，痰量少质黏	清肺泄肝，顺气降火	黛蛤散合泻白散加减
肺阴亏耗证	干咳，咳声短促，或痰中带血丝	滋阴润肺，化痰止咳	沙参麦冬汤加减

【临证备要】

（一）注意治疗禁忌

外感咳嗽忌用敛肺、收涩的镇咳药，误用可致肺气郁遏不得宣畅，不能达邪外出，邪恋不去，反而咳嗽频剧或迁延难愈。必须宣肃肺气，疏散外邪，因势利导，使邪去正安；肺为五脏之华盖，故药宜清扬。内伤咳嗽忌用宣肺散邪法，误用每致耗损阴液，伤及肺气，正气愈虚。必须注意调护正气，即使虚实夹杂，亦当标本兼顾。

（二）注意审证求因，切勿见咳止咳

咳嗽是祛邪外达的一种病理表现，故治疗不能单纯见咳止咳，须按照病因的不同分别处理。一般说来，咳嗽的轻重可以反映病邪的微甚，但在某些情况下，因正虚不能祛邪外达，咳虽轻微，但病情却重，应加警惕。

【名老中医验方选粹】

1. 岳美中止咳汤　荆芥6g，前胡9g，白前6g，苦杏仁9g，贝母9g，化橘红6g，连翘9g，百部9g，紫菀9g，桔梗6g，甘草3g，芦根24g。功效：疏风清热，祛痰止咳。用于慢性支气管炎，症见咳嗽痰多色白而黏、胸闷喉痒、日久不愈者。

2. 施今墨经验方　炙前胡5g，白芦根15g，金银花6g，炙白前5g，白茅根15g，忍冬藤6g，炙苏子5g，苦桔梗5g，牛蒡子6g，马勃（黛蛤散6g同布包）5g，炒苦杏仁6g，冬桑叶18g，薄荷梗5g，青连翘10g，嫩桑枝18g，凤凰衣10g，粉甘草3g。功效：辛凉解表清肺。用于风热咳嗽。

1. 简述内伤咳嗽的病因病机。
2. 咳嗽风寒袭肺证的主症、治法、代表方是什么？
3. 治疗咳嗽的禁忌主要有哪些？

第三节 哮 病

【病名本义】

哮病是一种发作性的痰鸣气喘疾患。临床以喉中哮鸣有声，呼吸气促困难，甚则喘息不能平卧为特征。本篇所论哮病为一种发作性疾病，包括西医学的支气管哮喘、哮喘性支气管炎、嗜酸性细胞增多症（或其他急性肺部过敏性疾患）引起的哮喘。若因肺系或其他多种疾病引起的痰鸣气喘症状，则属于喘证、肺胀等病证范围，但亦可与本篇辨证论治内容联系互参。

【病名沿革】

《内经》虽无哮病之名，但有"喘鸣""够贻"之类的记载。汉代《金匮要略》将本病称为"上气"，从病理上将其归属于痰饮病中的"伏饮"。隋代《诸病源候论》称本病为"呷嗽"，元代朱丹溪首创"哮喘"病名，明代《医学正传》进一步对哮与喘作了明确的区别。

【病案】

张某，女，54岁，保洁员，2018年4月就诊。

主诉：咳嗽气喘间作50余年，再发加重1天。

现病史：患者幼年时，每逢春秋季节发作咳嗽气喘，于当地医院诊断为支气管哮喘，予以抗炎解痉平喘治疗，症状可缓解。成年后发病次数减少，平素未服用药物控制病情。昨日患者不慎受凉，出现咳嗽咳痰，喉中哮鸣，胸闷气急，呼吸困难，自服止咳糖浆效果不佳。刻下：神清，精神萎，喉中痰鸣如吼，胸高胁胀，咳呛阵作，咯痰色黄黏稠，咯吐不利，口渴喜饮。

体检：T 37.7℃，P 105次/分，R 30次/分，BP 140/90mmHg。神清，精神萎，两肺呼吸音低，均可闻及哮鸣音，腹部平软，无明显压痛，肝脾肋下未及。舌质红，苔黄腻，脉滑数。

辅助检查： 胸片检查示两肺纹理增多。

问题

①此次哮病属于发作期还是缓解期？

②患者此次发病的病因病机是什么？

③给出中医诊断的分型和辨证依据。

④给出中医的治法和主方。

辨证分析思路

1.患者以咳嗽咳痰，喉中哮鸣，胸闷气急，呼吸困难为典型症状。

2.患者胸片检查示两肺纹理增多，符合西医急性支气管炎诊断。

3.辨证关键：哮病的发生，为宿痰内伏于肺，每因外感、饮食、情志、劳倦等诱因而引触，以致痰阻气道，肺失肃降，肺气上逆，痰气搏击而发出痰鸣气喘声。哮病发作时的病理环节为痰阻气闭，以邪实为主。由于病因不同，体质差异，又有寒哮、热哮之分。哮因寒诱发，素体阳虚，痰从寒化，属寒痰为患则发为冷哮；若因热邪诱发，素体阳盛，痰从热化，属痰热为患则发为热哮。或由痰热内郁，风寒外束，则为寒包火证。寒痰内郁化热，寒哮亦可转化为热哮。若哮病反复发作，寒痰伤及脾肾之阳，痰热伤及肺肾之阴，则可从实转虚。

4.病因病机分析：本案患者受凉后咳嗽咳痰，喉中哮鸣，发病时间短暂，当属哮病发作期。患者既往有哮喘病史，宿痰内伏于肺，因外感引触，以致痰热痰阻气道，肺失肃降，肺气上逆，痰气搏击而发出痰鸣气喘声。

5.证候分析：外感风热之邪，邪蕴于肺，肺失宣降，故咳嗽频作；气不布津，聚液生痰，痰气搏击引起痰鸣气喘。痰热蕴肺则咯痰色黄黏稠，咯吐不利，口渴喜饮，舌质红，苔黄腻，脉滑数。故本案当辨为热哮证。

6.立法处方：清热宣肺，化痰定喘。方予定喘汤加减。

白果9g，麻黄9g，苏子5g，甘草3g，款冬花9g，杏仁5g，桑白皮9g，黄芩5g，法半夏9g。

处方分析：麻黄、杏仁宣降肺气以平喘；黄芩、桑白皮清肺热而止咳平喘；半夏、款冬花、苏子化痰止咳，降逆平喘；白果敛肺气以定喘，且可防麻黄过于耗散之弊；甘草和中，调和诸药。全方合用，宣、清、降俱备，共奏清热化痰、宣降肺气、平喘定哮之功。

7.辅助检查：血气分析、肺功能、胸部CT、痰培养。

8.转归：患者若哮病反复发作，寒痰伤及脾肾之阳，痰热伤及肺肾之阴，则可从实转虚。

9.病案分析思维流程图

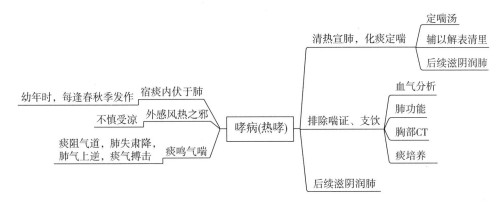

【其他疗法】

（一）中成药

1. **复方鲜竹沥液**　20ml，每日3次。清热化痰止咳。用于痰热咳嗽，痰黄黏稠者。

2. **咳喘宁口服液**　10ml，每日2次。止咳平喘。

（二）食疗

1. **冰糖冬瓜盅**　小冬瓜（未脱花蒂的）1个，冰糖适量。将冬瓜洗净，切去瓜的上端当盖，挖出瓜瓤不用，填入适量冰糖盖上瓜盖，放锅内蒸。取水饮服，3～4天即效。利水平喘，适用于热性哮喘。

2. **百合枸杞丸**　百合500g，枸杞120g。共研细末，炼白蜜为丸，如梧桐子大，每次服9g，开水送下。养阴润肠，清心安神。适用于伴有干咳少痰、心神烦躁的燥热性哮喘。

【预防调护】

（一）预防

注意保暖，防止感冒，避免因寒冷空气的刺激而诱发。根据身体情况，做适当的体育锻炼，以逐步增强体质，提高抗病能力。饮食宜清淡，忌肥甘厚腻、辛辣甘甜，防止生痰生火，避免海鲜发物、烟尘异味。保持心情舒畅，避免不良情绪的影响，劳逸适当，防止过度疲劳。平时可常服玉屏风散、肾气丸等药物，以调护正气，提高抗病能力。

（二）护理

哮病发作时，尚应密切观察哮鸣、喘息、咳嗽、咯痰等病情的变化，哮鸣咳嗽痰多、痰声辘辘或痰黏难咯者，用拍背、雾化吸入等法，助痰排出。对喘息哮鸣、心中悸动者，应限制活动，防止喘脱。

【要点概括】

（一）病因病机概括

发时以邪实为主，当分寒、热、寒包热、风痰、虚哮等五类，注意是否兼有表证。而未发时以正虚为主，应辨阴阳之偏虚，肺、脾、肾三脏之所属。若久发正虚，虚实错杂者，当按病程新久及全身症状辨别其主次。

（二）辨证要点

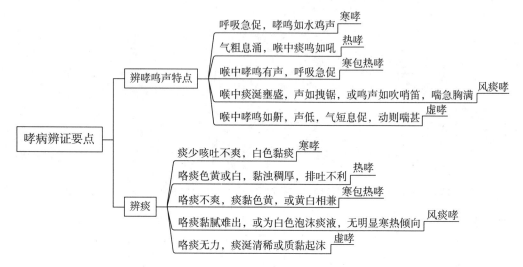

（三）基本辨证分型及治疗

表1-3　哮病的基本辨证分型及治疗主方

分型	症状	治法	主方
寒哮	呼吸急促，喉中哮鸣如水鸡声，胸膈满闷如窒，咳不甚，痰少咳吐不爽，白色黏痰，口不渴，或渴喜热饮，天冷或遇寒而发，形寒怕冷，或有恶寒、喷嚏、流涕等表寒证，舌苔白滑，脉弦紧或浮紧	温肺散寒，化痰平喘	射干麻黄汤
热哮	气粗息涌，喉中痰鸣如吼，胸高胁胀，张口抬肩，咳呛阵作，咯痰色黄或白，黏浊稠厚，排吐不利，烦闷不安，汗出，面赤，口苦，口渴喜饮，舌质红，苔黄腻，脉弦数或滑数	清热宣肺，化痰定喘	定喘汤
寒包热哮证	喉中哮鸣有声，胸膈烦闷，呼吸急促，喘咳气逆，咯痰不爽，痰黏色黄，或黄白相兼，烦躁，发热，恶寒，无汗，身痛，口干欲饮，大便偏干，舌苔白腻、罩黄，舌尖边红，脉弦紧	解表散寒，清化痰热	小青龙加石膏汤或厚朴麻黄汤加减
风痰哮证	喉中痰涎壅盛，声如拽锯，或鸣声如吹哨笛，喘急胸满，但坐不得卧，咯痰黏腻难出，或为白色泡沫痰液，无明显寒热倾向，面色青暗，起病多急，常倏忽来去。舌苔厚浊，脉滑实	祛风涤痰，降气平喘	三子养亲汤加味
虚哮证	喉中哮鸣如鼾，声低，气短息促，动则喘甚，发作频繁，甚则持续喘哮，口唇爪甲青紫，咯痰无力，痰涎清稀或质黏起沫，面色苍白或颧红唇紫，口不渴或咽干口渴，形寒肢冷或烦热，舌质淡或偏红，或紫暗，脉沉细或细数	补肺纳肾，降气化痰	平喘固本汤加减

【临证备要】

1.临证须注意寒证与热证的互相兼夹与转化。寒痰冷哮久郁可化热，小儿、青少年阳气偏盛者，多见热哮，但久延而至成年、老年，阳气渐衰，每可转从寒化，表现为冷哮。

2.虚实之间也可在一定条件下互相转化。一般而言，新病多实，发时邪实，久病多虚，平时正虚。实证包括寒热两证在内，如寒痰日久耗伤肺、脾、肾的阳气，可以转化为气虚、阳虚证；痰热久郁耗伤肺肾阴液，则可转化为阴虚证。虚证属于阳气虚的，因肺、脾、肾不能温化津液，而致津液停积为饮，兼有寒痰标实现象；属于阴虚的，因肺肾阴虚火炎，灼津成痰，兼有痰热标实现象。

3.平时当重视治本，区别肺、脾、肾的主次，在抓住重点的基础上，适当兼顾，其中尤以补肾为要着，因肾为先天之本，五脏之根，肾精充足则根本得固。但在扶正的同时，还当注意参入降气化痰之品，以祛除内伏之顽痰，方能减少复发。

【名老中医验方选粹】

1.蒋天佑治寒哮验方　款冬花、炙紫菀各20g，白芍12g，炙麻黄、炙百部、法半夏各10g，细辛、五味子、全蝎、僵蚕、干姜、甘草各6g，桂枝3g。

2.蒋天佑治热哮验方　炙麻黄、黄芩、僵蚕、法半夏、杏仁、桑白皮各10g，款冬花20g，炙紫菀、地龙各15g，全蝎6g。

蒋老认为治哮处方中地龙、全蝎、僵蚕不可缺少，它们可以增强抗敏解痉、祛风平喘的作用。

【思考题】

1．简述寒包热哮的病因病机。
2．虚哮证的主症、治法、代表方是什么？

第四节　肺　痈

【病名本义】

肺痈是指由于热毒瘀结于肺，以致肺叶生疮，肉败血腐，形成脓疡，以发热、咳嗽、胸痛、咯吐腥臭浊痰，甚则咯吐脓血痰为主要临床表现的一种病证。

【病名沿革】

肺痈属内痈之一，是内科较为常见的疾病。《金匮要略》首次列有肺痈病名，并作专篇进行讨论。

【病案】

张某，男，32岁。职员。2018年10月12日就诊。

主诉：发热咳嗽胸痛1周。

现病史：发热1周，开始体温38℃，逐渐升高至40℃，并伴有寒战、咳嗽气急，左侧胸部剧痛，咳嗽及呼吸时加重，咯吐黄绿色黏痰，有腥味，口干咽燥，舌苔黄腻，脉滑数。

体检：T 40.0℃，P 100次/分，R 28次/分，BP 120/80mmHg。神清，精神可，两肺呼吸音低，可闻及湿啰音。腹部平软，无明显压痛，肝脾肋下未及。舌红，舌苔黄腻，脉滑数。

辅助检查：血常规见白细胞总数及中性粒细胞增高；胸片可见大片浓密炎症阴影。

问题

①患者此次发病的病因病机是什么？

②给出中医诊断及分型和辨证依据。

③给出中医的治法和主方。

辨证分析思路

1.患者以发热、咳嗽伴胸痛、咯吐黄绿色黏痰为典型症状。

2.患者此次起病急，突然出现恶寒或寒战、高热、咳嗽胸痛、咯吐黏浊痰的症状。

3.辨证关键：辨别病期。本病属于邪实证候，但各个病期的病机重点有所差异，故应结合病程和临床表现分辨出初期、成痈期、溃脓期、恢复期，以为临床治疗提供依据（表1-4）。

表1-4　肺痈各期痰的特征

分期	色	质	量	味
初期	白或黄	黏	少	无特殊
成脓期	黄绿	稠	增多	有腥气
溃脓期	脓或脓血	稠厚或如米粥	骤增，大量	腥臭异常
恢复期	转黄或黄白	清稀	渐减	腥臭减轻

4.病因病机分析：热毒瘀结于肺，以致肺叶生疮，肉败血腐，形成脓疡。

5.证候分析：邪热壅肺，蒸液成痰，气分热毒浸淫及血，热伤血脉，血为之凝滞，热壅血瘀，蕴酿成痈，表现为高热、振寒、咳嗽、气急、胸痛等痰瘀热毒蕴肺的证候。患者舌红，舌苔黄腻，脉滑数，本案当辨为肺痈成痈期。

6.立法处方：清肺化瘀消痈。方予千金苇茎汤合如金解毒散。

苇茎60g，冬瓜子60g，薏苡仁30g，桃仁24g，桔梗6g，甘草9g，炒黄连4g，炒黄芩4g，炒黄柏4g，炒山栀4g

处方分析：千金苇茎汤中，苇茎清解肺热，苡仁、冬瓜子化浊祛痰，桃仁活血化瘀，全方共奏化痰泄热、通瘀散结消痈之功。如金解毒散中，黄芩、黄连、山栀、黄柏降火解毒；甘草、桔梗解毒祛痰，宜肺散结以消痈。两方合用则可清热解毒，化浊祛痰，活血散瘀，解痰、瘀、热毒之壅滞，以散结消痈。

7.辅助检查：查血细胞，复查胸片，必要时行血分析、肺功能、胸部CT、胸腔穿刺检查。

8.转归：本病的转归与预后，与热毒的轻重，体质的强弱，诊治是否及时、得当等因素有关。凡能早期确诊，及时治疗，在初期即可截断病势的发展不致酿成肺痈；若在成痈初期得到有力地清解消散，则病情较轻，疗程较短。

9.病案分析思维流程图

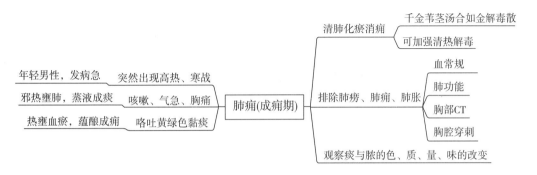

【其他疗法】

1.初期食疗方 蕺菜二根茶：蕺菜、苇茎、白茅根各30g，加薄荷6g，煎水代茶频饮，以清肺解表。

2.成痈期食疗方 凉拌二菜：取新鲜婆婆丁、蕺菜各60g，以开水焯后，加酱油、盐、醋等调味食用。本品有清热解毒的作用。另可兼食桃仁粥以化痰、消瘀，效果更为明显。

3.溃脓期食疗方 苇茎二仁汤：苇茎、苡米仁、冬瓜子各30g，加水煎沸后入蕺菜60g共煎，去渣取汁，加适量的蜂蜜调味。每天3次。

4.恢复期食疗方 沙参粥：沙参30g，粳米60g，适量的冰糖。先将沙参煎汤取汁，加粳米煮粥，粥熟后加冰糖同煮到糖溶化。可作正餐，每天2次。

【预防调护】

平素体虚或原有其他慢性疾患者，肺卫不固，易感外邪，当注意寒温适度，起居有节，以防受邪致病；并禁烟酒及辛辣炙煿食物，以免燥热伤肺。一旦发病，则当及早治疗，力求在未成痈前得到消散，或减轻病情。

调护方面应做到安静卧床休息，每天观察体温、脉象的变化，观察痰与脓的色、质、量、味的改变。注意室温的调节，做好防寒保暖，以防复感。在溃脓期可根据肺部病位，予以体位引流，如见大量咯血，应警惕血块阻塞气道。饮食宜清淡，多吃具有润肺生津化痰作用的水果（梨、枇杷、萝卜、荸荠等），不宜过咸，忌油腻厚味、辛辣刺激及海腥发物，严禁烟酒。

【要点概括】

（一）病因病机概括

肺痈是肺部形成脓疡的一种病证。临床上以咳嗽、胸痛、发热、咯吐腥臭痰，甚则脓血相兼为主要特征。本病由感受外邪，内犯于肺，或痰热素盛，蒸灼肺脏，以致热壅血瘀，蕴酿成痈，血败内腐化脓，肺络损伤，脓疡溃破外泄。其成痈化脓的病理基础主要在于热壅血瘀。恢复期可见邪去正虚、阴伤气耗的证候。

（二）辨证要点

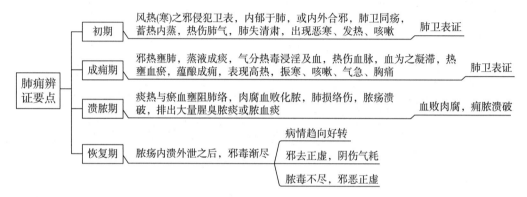

（三）基本辨证分型及治疗

表1-5　肺痈的基本辨证分型及治疗主方

分型	症状	治法	主方
初期	发热微恶寒，咳嗽，咯黏液痰或黏液脓性痰，胸痛，咳时尤甚，呼吸不利，口干鼻燥，舌苔薄黄或薄白，脉浮滑数	清热散邪	银翘散
成痈期	身热转甚，时时振寒，继则壮热不寒，汗出烦躁，咳嗽气急，胸满作痛，转侧不利，咳吐浊痰，呈现黄绿色，自觉喉间有腥味，口干咽燥，舌苔黄腻，脉滑数	清肺化瘀消痈	千金苇茎汤合如金解毒散
溃脓期	突然咯吐大量血痰，或痰如米粥，腥臭异常，有时咯血，胸中烦满而痛，甚则气喘不能平卧，仍身热面赤，烦渴喜饮，舌质红，苔黄腻，脉滑数或数实	排脓解毒	加味桔梗汤
恢复期	身热渐退，咳嗽减轻，咯吐脓血渐少，臭味亦减，痰液转为清稀，或见胸胁隐痛，难以久卧，气短乏力，自汗，盗汗，低热，午后潮热，心烦，口干咽燥，面色不华，形瘦神疲，舌质红或淡红，苔薄，脉细或细数无力	益气养阴清肺	沙参清肺汤合竹叶石膏汤

【临证备要】

一般情况下，本病是按照初期、成痈期、溃脓期和恢复期的病势发展规律进行转归，溃脓期是病情顺逆的转折期，其关键在于脓液能否通畅排出。凡脓得畅泄，脓血稀而渐少，臭味转淡，胸胁痛渐减，坐卧如常，身热随脓泄而降，溃后精神渐振，食欲增加，脉象渐静，病势为顺；脓血排泄不畅，臭味如败卵，腥臭异常，气喘鼻扇，胸痛不减，坐卧不安，声音嘎哑，身热不退，饮食少进，精神疲乏，脉短涩或弦急，病势为逆。溃脓阶段若发生大量咯血，应警惕血块阻塞气道，或气随血脱的危象，发生时当按照"血证"治疗，采取相应的急救措施。如脓溃后流入胸腔，是为恶候。

【名老中医验方选粹】

1.张一士治疗肺痈热壅于肺，蕴毒化脓型验方 苇根15g，生石膏12g，知母9g，甘草4.5g，银花15g，全瓜蒌9g，牛蒡子9g，黄芩9g，水煎，日服1剂。

2.康焕章肺脓疡验方 橘皮15g，法半夏15g，茯苓20g，枳实15g，竹茹15g，鱼腥草20g，贝母20g，胆南星10g，牡蛎30g，葶苈15g，水煎服。用于肺脓肿，痰热壅肺，热毒蕴结者。

【思考题】

1．简述肺痈的病因病机。

2．肺痈成痈期的主症、治法、代表方是什么？

第五节 肺 痨

【病名本义】

肺痨是具有传染性的慢性虚弱性疾病，由正气虚弱、感染痨虫、侵蚀肺脏所致，以咳嗽、咯血、潮热、盗汗及身体逐渐消瘦等症为主要临床表现。

【病名沿革】

历代医家对肺痨命名甚多。以其传染性命名者有尸疰、劳疰、虫疰、传尸、毒疰；以症状特点命名者，如劳嗽、骨蒸、伏连、急痨等。直到宋代《三因极一病证方论》始以"痨瘵"定名，现今一般称"肺痨"。

【病案】

赵某，男，31岁，已婚，干部。2018年12月1日初诊。

主诉：咳嗽咯血1月余。

现病史：患者半年前经某医院诊断为"肺结核"后，一直抗痨治疗中，近1个月来时有咯血或痰中夹血，色淡红，咳嗽无力，气短声低，午后潮热，畏风怕冷自汗，夜寐盗汗，纳呆，便溏，逐渐消瘦。舌质淡，苔薄白，脉细弱而数。

体检：T 37.6℃，P 100次/分，R 26次/分，BP 120/80mmHg。神清，精神可，左上肺呼吸音减弱，腹部平软，无明显压痛，肝脾肋下未及。舌质淡，苔薄白，脉细弱而数。

辅助检查：胸部X线检查示左上肺第一前肋间可见片状实质浸润病灶，部分较致密。

问题

①患者此次发病的病因病机是什么？

②给出中医诊断及分型和辨证依据。

③给出中医的治法和主方。

辨证分析思路

1.患者有肺痨病史。

2.患者以咳嗽、咯血、潮热、盗汗、形体明显消瘦为主要临床表现并结合实验室胸部X线检查结果。

3.辨证关键：辨病位，分病性。肺痨病位主要在肺，在病变过程中可累及脾、肾、心、肝等脏。病理性质以本虚为主，亦可见标实。本虚主要为阴虚亦可见气虚、阳虚。初起表现为肺阴虚，久则损及脾肾两脏，肺损及脾，气阴两虚；肺肾两伤，元阴受损，则现阴虚火旺之象，甚则阴损及阳，阴阳两虚。标实为痰浊、瘀血。

4.病因病机分析：痨虫伤肺，阴伤气耗，肺脾两虚，肺气不清，脾虚不健，而引发本病。

5.证候分析：本案辨证属气阴耗伤证。因肺阴不足，肺失滋润，失于宣肃，不能输布津液，津聚成痰，故咳嗽作呛；肺虚络损则见咯血或痰中夹血；脾气虚运化无力则咳嗽无力，气短声低，纳呆，便溏，逐渐消瘦；气阴亏虚则午后潮热，夜寐盗汗。

6.立法处方：益气养阴。方予保真汤或参苓白术散加减。

党参15g，白术15g，黄芪15g，百合15g，白及12g，熟地12g，沙参15g，麦冬15g，五味子6g，紫菀9g，山药15g，地骨皮15g，甘草6g。

处方分析：保真汤功能补气养阴，兼清热。主治肺脾气阴耗伤，形瘦体倦，咳而短气，劳热骨蒸等。后方健脾补气，培土生金，主治食少腹胀，便溏，短气，面浮，咳痰清稀等。药用党参、黄芪、白术、甘草、山药补肺益脾，培土生金；沙参、川百合、麦冬滋养肺阴；地黄、五味子滋肾水以润肺燥；白及、百合补肺止咳，解毒杀虫；紫菀温润肺金，止咳化痰。

7.辅助检查：痰涂片或培养结核菌多呈阳性；血沉增快；结核菌素皮试呈强阳性；胸部CT为肺痨的常见临床检查。

8.转归：若正气比较旺盛，治疗及时正确，病情则向痊愈方向转归；若邪盛正虚，病情可进行性加重，由肺虚渐损及脾肾心肝，由阴及气及阳，最后形成慢性迁延，向五脏虚损，阴阳俱虚转归，甚至趋向恶化。一般而言，早期发现，早期治疗，预后一般良好；若治疗不及时，迁延日久，身体羸弱者，预后较差。

9.病案分析思维流程图

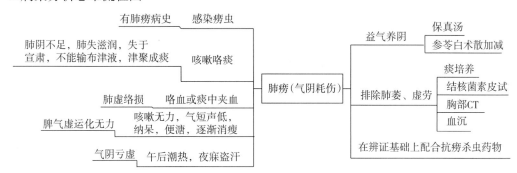

【其他疗法】

（一）中成药

1.蛤蚧治痨丸　滋肾补肺，止咳抗痨，用于肺痨、潮热、盗汗、咳嗽、咯血。口服，一次1丸，一日2次。

2.百部丸　一次9g，一日2~3次。功能杀虫、润肺、补虚，主治骨蒸劳嗽。

（二）食疗

1.银耳羹　银耳5g，鸡蛋1个，冰糖60g，猪油适量，银耳发泡好煮熟烂，鸡蛋取蛋清，加冰糖并同时倒入银耳搅匀，起锅，加少许猪油即成，每日酌量食用。

2.五汁膏　用秋梨汁、白果汁、鲜藕汁、甘蔗汁、怀山药汁各120ml，霜柿饼、生核桃仁泥、蜂蜜各120g捣如膏。每次1~2茶匙开水和服，病轻少服，病重多服。

【预防调护】

1.肺痨具有传染性，故本病应注意预防。接触患者时，应戴口罩，肺痨患者应注意隔离，使其到定点专科医院治疗。

2.嘱咐患者勿随地吐痰，病室应经常通风。按时服药，定期随访。

3.患者不仅要耐心治疗，更应重视摄生，禁烟酒，节起居，禁恼怒，慎寒温，适当进行体育锻炼。加强饮食调养，忌食辛辣刺激之品。本病出现咯血时，应安静休息，大咯血时应绝对卧床，痰血阻于喉间须及时咳出。

【要点概括】

（一）病因病机概括

肺痨的致病因素主要有两个方面，一为感染痨虫，一为正气虚弱。由于痨虫犯肺，侵蚀肺脏，肺阴耗伤，清肃失司而发生肺痨。

（二）辨证要点

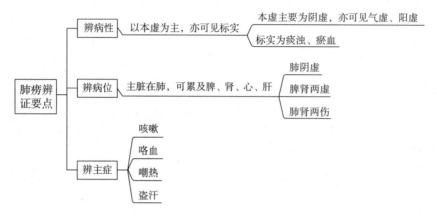

（三）基本辨证分型及治疗

表1-6　肺痨的基本辨证分型及治疗主方

分型	症状	治法	主方
肺阴亏损	干咳，咳声短促，或咯少量黏痰，或痰中带有血丝，色鲜红，胸部隐隐闷痛，午后自觉手足心热，或见少量盗汗，皮肤干灼，口干咽燥，疲倦乏力，纳食不香，苔薄白，边尖红，脉细数	滋阴润肺	月华丸加减
虚火灼肺	呛咳气急，痰少质黏，或吐痰黄稠量多，时时咯血，血色鲜红，混有泡沫痰涎，午后潮热，骨蒸颧红，五心烦热，盗汗量多，口渴心烦，失眠，性情急躁易怒，或胸胁掣痛，男子可见遗精，女子月经不调，形体日益消瘦，近期曾有与肺痨病人接触史，舌干而红，苔薄黄而剥，脉细数	滋阴降火	百合固金丸合秦艽鳖甲散加减
气阴耗伤	咳嗽无力，气短声低，咳痰清稀色白，量较多，偶或夹血，或咯血，血色淡红，午后潮热，伴有畏风，怕冷，自汗与盗汗可并见，纳少神疲，便溏，面色㿠白，颧红，近期曾有与肺痨病人接触史，舌质光淡，边有齿印，苔薄，脉细弱而数	益气养阴	保真汤或参苓白术散加减
阴阳虚损	咳逆喘息，少气，咳痰色白有沫，或夹血丝，血色暗淡，潮热，自汗，盗汗，声嘶或失音，面浮肢肿，心慌，唇紫，肢冷，形寒，或见五更泄泻，口舌生糜，大肉尽脱，男子遗精阳痿，女子经闭，苔黄而剥，舌质光淡隐紫，少津，脉微细数，或虚大无力	滋阴补阳	补天大造丸加减

【临证备要】

脾为生化之源，故当重视补脾助肺，"培土生金"以畅化源；本病有时虽具火旺之症，但本质为阴虚，故当以甘寒养阴为主，适当佐以清火，忌苦寒太过伤阴败胃；在辨证基础上配合抗痨杀虫药物治疗。

【名老中医验方选粹】

1.蒲辅周治肺结核吐血经验方　生龙骨粉60g，生牡蛎粉60g，生三七粉30g，生鸡内金粉 60g，生白及粉 30g，生百部粉 30g。6 味细末和匀，瓷器收贮。早晚各用 3g 加入调熟的藕粉或山药粉内服。服完后多不再吐血，以后单用白及粉续服数克，肺结核可痊愈。

2.岳美中治肺痨咳血验方　白芍 12~30g，藕节 30g，汉三七 3g，生地 12~24g，水煎服。

3.杨介宾核良方　白及二两，白果，山药，百合，百部，黄精，乌贼骨各一两。用法：上药七味，共研粗末，将药浸泡二斤菜油中，一月后始服，每日 3 次，每次一调羹，约 20ml，可服菜油二至八斤，以愈为止。主治：肺痨病，肺虚咳嗽，肺痨咯血，空洞性肺结核。久久服之，方显疗效。

【思考题】

1．简述阴虚火旺肺痨的病因病机。
2．肺痨气阴耗伤证的主症、治法、代表方是什么？

第六节　肺　癌

【病名本义】

肺癌又称原发性支气管肺癌，是正气内虚、邪毒外侵引起的，以痰浊内聚，气滞血瘀，蕴结于肺，致肺失宣发与肃降为基本病机，以咳嗽、咯血、胸痛、发热、气急为主要临床表现的一种恶性疾病。

【病名沿革】

本病类属于中医学"肺积""痞癖""咳嗽""咯血""胸痛"等范畴。

【病案】

徐某，男，53 岁，职员，2018 年 10 月 15 日求诊。

主诉：咳嗽，痰中带血，胸痛 3 月。

现病史：患者 3 月前无明显诱因，出现咳嗽、咯少量痰，痰中带血丝，时有胸痛，自行服用止咳糖浆等止咳药物未见明显好转。刻下：咳嗽，痰少，痰中带血，形体消瘦，心烦寐差，颧红口干，便干尿黄，声音嘶哑。

体检：T 38.1℃，P 108 次/分，R 18 次/分，BP 106/68mmHg。神清，精神尚可，未触及肿大的浅表淋巴结。左肺呼吸音低，未闻及明显干湿啰音和哮鸣音，心脏各瓣膜听诊区未闻及明显病理性杂音。腹部平软，无明显压痛，肝脾肋下未及。舌质红少津，苔黄，脉细数。

既往史：吸烟30余年。

辅助检查：胸部平扫显示左下肺占位。

问题

①此病病因病机是什么？

②给出中医诊断的分型和辨证依据。

③给出中医的治法和主方。

辨证分析思路

1.患者以咳嗽、咯血、胸痛为典型症状。

2.患者为40岁以上男性，有长期吸烟史，胸部平扫显示左下肺占位，符合西医肺癌诊断。

3.辨证关键：肺癌的病因为毒邪、痰湿、热毒等外邪，乘机体正气虚弱之时而侵入犯肺，邪积胸中，遂结成形而有块。病理变化为正气不足，邪气踞之，积之成也。

邪毒内侵袭肺，郁结胸中，肺气壅郁，宣降失司，若肺气虚则气滞而血瘀，久而成块；若脾气虚则所生之痰湿与外邪凝结，亦成肿块；肾气不足，脾不运化，肺脏津液乏源，若遇热毒，津液凝聚成痰，与气血相搏，成为肿块。肿块在气道侵犯肺脏之脉络则咳嗽，或有痰，或带血，甚则咯血不止。若邪积增大，阻塞气道，气不能通畅，以致气短或胸痛。若病期日久，邪积剧增，痰湿阻塞，毒邪更甚，可蕴酿发热，肺气继而不固，出现恶寒、汗出等症状。

4.病因病机分析：肺癌是由于正气虚损，阴阳失调，邪毒乘虚入肺，邪滞于肺，导致肺脏功能失调，肺气敛郁，宣降失司，气机不利，血行瘀滞，津液失于输布，津聚为痰，痰凝气滞，瘀阻络脉，于是瘀毒胶结，日久形成肺部积块。因此，肺癌是因虚而得病，因虚而致实，是一种全身属虚、局部属实的疾病。

5.证候分析：本案患者肺阴亏损，虚火内炽，肺失肃降则干咳无痰，或痰少黏稠；虚火灼伤肺络，可见痰中带血；虚火灼津，津不上承，故口咽干燥；阴津枯竭，内不能洒陈五脏，外不能充身泽毛，故形体消瘦；颧红烦热，舌红少津少苔，脉细数均为阴虚火旺之征。

6.立法处方：补气养阴，润肺止咳，解毒散结。方予沙参麦冬汤合五味消毒饮加减。

北沙参10g，玉竹10g，麦冬10g，天花粉15g，扁豆10g，桑叶6g，甘草9g，银花15g，野菊花9g，蒲公英9g，紫花地丁9g，天葵子9g。

处方分析：方中沙参、麦冬、玉竹能清润燥热而滋养肺阴；天花粉生津止渴；甘草泻火和中；冬桑叶则能清疏肺中燥热，散邪止咳。金银花、野菊花、蒲公英、紫花地丁、天葵子清热解毒散结。

7.辅助检查：X线胸片、胸部CT、痰脱落细胞学检查、针吸活检、肿瘤标志物检测等。

8.转归：部分术后复发的肺癌患者，可出现由气虚进而阳虚，又渐变为精血亏虚，临床可以呈现肺脾肾三脏之气阴两伤、阴阳两虚的见证，多预示病势极其严重，治疗效果极差。

9.病案分析思维流程图

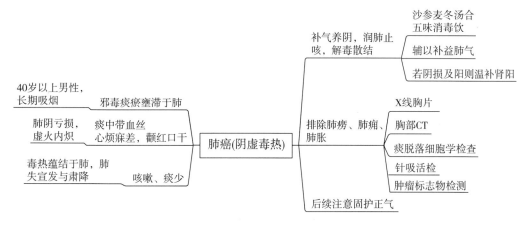

【其他疗法】

（一）中成药

1.华蟾素胶囊　每次3片，每日3次。解毒消肿止痛。

2.消癌平丸　每次8片，每日3次。扶正抗癌。

（二）食疗

1.芦笋香菇：芦笋200g、水发香菇100g，加入味精、盐等调料，一起煸炒。功能防癌消瘤。

2.海带炒香菇：海带200g，水发香菇50g，起油锅翻炒，并入调料。功能清热化痰，防癌软坚。

【预防调护】

本病虽然无确切的方法可以预防，但可通过加强锻炼，增强机体抗病能力，避免接触苯并芘、石棉、煤焦油、电离辐射等致癌因素，戒烟戒酒，清淡饮食等方式降低发病率。

应使患者保持心情开朗，起居有时，室内空气新鲜，注意防寒保暖，防止外邪袭肺造成肺部继发感染。饮食宜少吃黏腻、辛辣刺激之物，多吃香菇、薏苡仁、海带等有一定抗癌作用的食物。

【要点概括】

（一）病因病机概括

肺癌多由正气内虚、邪毒外侵引起，痰浊内聚，气滞血瘀，蕴结于肺，以致肺失宣发与肃降为基本病机，以咳嗽、咯血、胸痛、发热、气急为主要临床表现。

（二）辨证要点

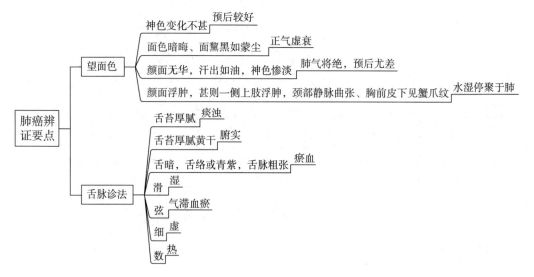

（三）基本辨证分型及治疗

表1-7 肺癌的基本辨证分型及治疗主方

分型	症状	治法	主方
气血瘀滞证	咳嗽不畅，胸闷气憋，胸痛有定处，如锥如刺，或痰血暗红，口唇紫暗，舌质暗或有瘀斑，苔薄，脉细弦或细涩	活血散瘀，行气化滞	血府逐瘀汤
痰湿蕴肺证	咳嗽咯痰，痰稠黏，色白或黄白相兼，胸闷胸痛，纳呆便溏，神疲乏力，舌淡苔白腻，脉滑	行气祛痰，健脾燥湿	二陈汤合瓜蒌薤白半夏汤
阴虚毒热证	咳嗽无痰或少痰，或痰中带血，甚则咯血不止，胸痛，心烦寐差，低热盗汗，或热势壮盛，久稽不退，口渴，大便干结，舌质红，舌苔黄，脉细数或数大	养阴清热，解毒散结	沙参麦冬汤合五味消毒饮
气阴两虚证	咳嗽痰少，或痰稀而黏，咳声低弱，气短喘促，神疲乏力，面色㿠白，形瘦恶风，自汗或盗汗，口干少饮，舌质红或淡，脉细弱	益气养阴	生脉饮合百合固金汤

【临证备要】

应把顾护胃气贯穿治疗始终，以期调理脾胃，滋养气血生化之源，扶助正气。

抗癌中药的种类：清热解毒类，活血化瘀类，化痰散结类，利水渗湿类，虫类（攻毒：蜈蚣、全蝎、蜂房、土鳖虫、蟾蜍皮）。

【名老中医验方选粹】

1.周仲瑛治疗阴虚毒热肺癌 炙鳖甲（先煎）15g，天、麦冬各10g，白薇15g，太子参12g，仙鹤草12g，泽漆15g，猫爪草20g，山慈菇20g，生苡仁15g，蛇舌草20g，漏芦12g，失笑散（包煎）10g，片姜黄10g，土鳖虫5g，海蛤粉（包煎）15g。

2.周仲瑛治疗热毒痰瘀互结肺癌　炙鳖甲15g（包煎），南、北沙参各12g，天冬、麦冬各12g，山慈菇12，天花粉12g，漏芦10g，蛇舌草20g，露蜂房10g，炙蜈蚣2条，生薏苡仁15g，泽漆10g，炙女贞子12g，失笑散10g（包），太子参12g，炒谷芽、麦芽各10g。

【思考题】

1. 简述肺癌气滞血瘀证的病因病机。
2. 肺癌痰湿蕴肺证的主症、治法、代表方是什么?

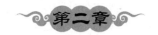

第二章
心系疾病辨析

心系疾病概述

心主血脉，藏神明，在体合脉，其华在面，开窍于舌，在液为汗，在志为喜，其经脉属心络小肠。心的阴阳气血是心进行生理活动的基础。心是人体生命活动的主宰，在五脏六腑中居于首要地位，可统摄、协调其他脏腑的生理活动。心的病理表现主要是血脉运行的障碍和情志思维活动的异常。心系的病证，临床常见有心悸、胸痹心痛、心衰、不寐等。

【主要病机】

1.心失所养 气血同源，气虚则生血不足，而血为气之母，血虚则气之濡养亦不足，而成气血两虚之证。心血亏耗可见心阴虚，心气不足可见心阳虚，两者均可表现为心神不宁。心主神明与血脉功能的正常发挥有赖气的鼓动、血的濡养，也有赖气血的正常运行，故心失所养则出现心系相应疾患。

2.心脉痹阻 心主血脉，脉为血府，然血液运行需要气的推动，气虚则推动血行无力，渐见血瘀，出现气虚血瘀证；气为血之帅，血随气滞而运行缓慢渐而成气滞血瘀之证，可见无论是气滞还是气虚，均会发展成血瘀；瘀血不去，新血不生，出现血瘀血虚之证。虚实两方常相互影响且可交杂并现。

【证治要点】

1.辨清病性虚实，分清标本缓急 心系病证常虚实夹杂，心之虚、实病证兼夹为患。疼痛时间持续较短、瞬息即逝多为轻症；持续时间长、反复发作多为重症；故当以病机为要，灵活运用。

2.直接治心 总体治疗大法为补虚泻实、调整阴阳。虚证具体治疗方法有益气、养血、滋阴、温阳诸法，实证有化瘀、豁痰、利水、宁心、通络诸法。

3.间接治心 可通过五脏生克关系进行治疗，如心血虚者以培土生血法治之，心阳虚与饮遏心阳两证，与脾阳不运也有关系，治疗时还应温运脾阳，健脾而养心；肾阴不足，心火独亢，或心火亢于上，不能下交于肾，心肾阴阳水火失去了协调，则心肾不交，治疗时应交通心肾，联系整体进行治疗。

第一节　心　悸

【病名本义】

心悸是病人自觉心动悸动不安，甚则不能自主的一种病证，可分为惊悸和怔忡，其中惊悸多因惊恐而发，病情较轻，怔忡则多无所恐，稍劳即作，病情较重。据本病的临床证候表现，西医之各种原因引起的心律失常，如心动过速、心动过缓、过早搏动、心房颤动与扑动、房室传导阻滞、束支传导阻滞、病态窦房结综合征、预激综合征，心力衰竭、心肌炎、心包炎以及一部分神经官能症等，可参考本篇辨证论治。

【病名沿革】

汉·张仲景在《伤寒论》和《金匮要略》中，首次以惊悸为病名，立"惊悸吐衄下血胸满瘀血病脉证治"篇，并有"动即为惊，弱则为悸"的记载。同时，书中还提到"心悸""水在肾，心下悸"等。"怔忡"也叫"怔松"，首见于宋·王衮《博济方》，但并未做详细论述。宋·严用和在《济生方》中专立"惊悸怔忡健忘门"，对惊悸、怔忡进行论述并加以鉴别。后世医家在此基础上不断完善，对心悸病证的认识不断成熟，如明·虞抟《医学正传》"惊悸者，蓦然而跳跃惊动而有欲厥之状，为有时而作者是也"，"怔忡者，心中惕惕然动摇而不得安静，无时而作者是也"。

【病案】

刘某，女，30岁。1964年11月28日就诊。

主诉：心悸头晕数年。

现病史：长期来头晕心悸、神疲乏力，近来因面色苍白，检查血常规发现血红蛋白85g/L，红细胞2.65×10^{12}/L，白细胞8.55×10^{9}/L。体检指甲苍白，心尖区可闻及Ⅰ、Ⅱ级收缩期杂音，心律不齐，心率124次/分。心电图检查示：窦性心动过速伴心律不齐，Ⅰ度房室传导阻滞。腹部检查肝脾未及。全身未见皮下出血点及紫癜。现心悸眩晕，耳鸣目花，面色白，神疲乏力，夜难酣睡，腰部酸痛。脉虚细而数，舌白无华。

问题

①患者此次发病的病因病机是什么？

②患者属于惊悸还是怔忡？

③给出中医诊断的分型和辨证依据。

④给出中医的治法和主方。

辨证分析思路

1.患者长期心悸头晕，神疲乏力，面色苍白。

2.患者心电图检查示：窦性心动过速伴心律不齐，Ⅰ度房室传导阻滞。

3.辨证关键：心悸应首辨虚实。虚者为气、血、阴、阳亏损，使心失滋养而致心悸；实者多由痰火扰心，水饮上凌，或心血瘀阻，气血运行不畅所致。虚实之间可以相互夹杂或转化。实证日久，病邪伤正，可分别兼见气、血、阴、阳之亏损；而虚证也可因虚致实，兼见实证表现。临床上阴虚者常兼火盛或痰热；阳虚者易夹水饮、痰湿；气血不足者，易兼气血瘀滞。其病位在心，而与肝、脾、肾、肺四脏密切相关。故临床也应分清心与其他脏腑的病变情况，决定治疗的先后缓急。

4.病因病机分析：

本案患者素体血虚，心血不能滋养故发心悸，心主神明，血虚神无所养故眩晕，病位在心而累及脾、肾，故神疲乏力，耳鸣目花，腰部酸痛。

5.证候分析：心血不足，故面色无华，心无以养则悸，脑无以营则晕，耳无以充则鸣，目无以滋则花。心藏神，心失血养，神不守舍，则夜睡不酣。故本案当辨为心血不足证。

6.立法处方：由上述可见，本案当属心血不足，治宜补血养心，益气安神。方用归脾汤加减。

党参12g，炙黄芪12g，熟地12g，焦白术9g，炒白芍9g，全当归9g，茯苓9g，龙眼肉6g，炙远志9g，炒酸枣仁9g，五味子4.5g，磁石（先煎）30g，木香3g，炙甘草4g。

处方分析：归脾汤能补益气血，滋养心脾。方中党参、黄芪、白术、炙甘草益气健脾，以资气血生化之源；熟地黄、当归、白芍、龙眼肉、五味子补养心之阴血；茯苓、远志、枣仁宁心安神；磁石重镇安神；木香理气醒脾，使补而不滞。

7.辅助检查：血常规，心电图。

8.转归：患者上药服17剂后，眩晕耳鸣已解，寐安，精神较振，面色红润，腰痛亦止，心悸偶发。复查血常规：血红蛋白115g/L，红细胞3.82×10^{12}/L，白细胞7.4×10^{9}/L，心电图复查示窦性心动过速，窦性心律不齐，Ⅰ度房室传导阻滞消失。

9.病案分析思维流程图

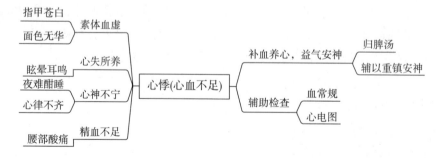

【其他疗法】

(一)中成药

1. **养心定悸胶囊** 0.5g，口服，一次6~8粒，一日2次。养血益气，复脉定悸。用于气虚血少，心悸气短，心律不齐，盗汗失眠，咽干舌燥，大便干结。

2. **稳心颗粒** 每袋9g或5g（无蔗糖），一次1袋，每日3次。益气养阴，活血化瘀。用于气阴两虚、心脉瘀阻所致的心悸不宁，气短乏力，胸闷胸痛；室性早搏、房性早搏见上述证候者。

3. **心宝丸** 一次120~240mg（2~4丸），一日3次。温补心肾，益气助阳，活血通脉。用于治疗心肾阳虚、心脉瘀阻引起的慢性心功能不全；窦房结功能不全引起的心动过缓、病窦综合症及缺血性心脏病引起的心绞痛及心电图缺血性改变。

(二)食疗

1. **枣仁茶** 酸枣仁加红糖煎水代茶频饮，或酸枣仁粥每日1次，有养血安神作用，适用于心虚胆怯证见心悸，善惊，坐卧不安，少寐多梦者。

2. **鲤鱼赤小豆汤** 取鲤鱼1条（约500g），仅用其肉与赤小豆250g同煮，饮汤食鱼及豆，一日分2次服，连服5~7天。适用于水饮凌心证见心悸气短，胸脘痞满，形寒肢冷，或下肢浮肿，渴不欲饮，恶心吐涎者。

3. **桂枝桂圆汤** 以桂枝6g，桂圆15g水煎服用，每日1次。适用于心阳不振证见心悸不安，胸闷气短，神疲乏力，面色苍白，形寒肢凉者。

【预防调护】

居住环境宜安静，保持心情愉快，精神乐观，避免刺激。可以适当活动，调畅气机，但重者应以休息为主，避免过劳。虚证患者应加强营养。实证患者应少食肥甘厚味。伴水肿者应限制饮水、低盐饮食。

【要点概括】

(一)病因病机概括

心悸的病因主要有体虚劳倦，或七情所伤，感受外邪，药食不当，病机不外乎气血阴阳亏虚，心失所养，或邪扰心神，心神不宁。其病位在心，而与肝、脾、肾、肺四脏密切相关。心悸的病理性质主要有虚实两方面。虚者为气、血、阴、阳亏损，使心失滋养而致心悸；实者多由痰火扰心，水饮上凌，或心血瘀阻，气血运行不畅所致。虚实之间可以相互夹杂或转化。实证日久，病邪伤正，可分别兼见气、血、阴、阳之亏损；而虚证也可因虚致实，兼见实证表现。心悸初起以心气虚为多见，常兼阴虚或血虚，可表现为心气不足、心胆气虚、心血不足、心脾两虚、气阴两虚等证。病久阳虚者则表现为心阳不振、脾肾阳虚甚或水饮凌心之证；阴虚血亏者多表现为肝肾阴虚、心肾不交等证。若阴损及阳，或阳损及阴，可出现阴阳俱损之候。若病情恶化，心阳暴脱，可出现厥脱等危候。

（二）辨证要点

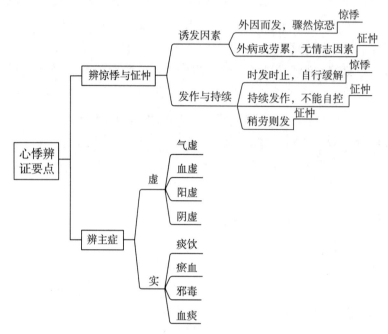

（三）基本辨证分型及治疗

表2-1　心悸的基本辨证分型及治疗主方

分型	主症	治法	主方
心虚胆怯证	心悸不宁，善惊易恐，坐卧不安，少寐多梦易惊醒	镇惊定志，养心安神	安神定志丸
心血不足证	心悸气短，动则尤甚，头晕目眩，面色无华，失眠健忘	补血养心，益气安神	归脾汤
阴虚火旺证	心悸易惊，心烦失眠，五心烦热，口干，盗汗	滋阴清火，养心安神	天王补心丹合朱砂安神丸加减
心阳不振证	心悸不安，动则尤甚，面色苍白，形寒肢冷	温补心阳，安神定悸	桂枝甘草龙骨牡蛎汤合参附汤加减
水饮凌心证	心悸眩晕，胸闷痞满，渴不欲饮，肢体浮肿	振奋心阳，化气行水	苓桂术甘汤加减
瘀阻心脉证	心悸不安，心胸憋闷，心痛时作，唇甲青紫	活血化瘀，理气通络	桃仁红花煎
痰火扰心证	心悸时发时止，受惊易作，胸闷烦躁，失眠多梦	清热化痰，宁心安神	黄连温胆汤

【临证备要】

（一）治法上注意辨病、辨证相结合

在辨证论治基础上酌情加用经现代药理研究证实有抗心律失常作用的中草药，可进一步提高疗效，如快速型心律失常加用益母草、苦参、莲子心、延胡索等，缓慢型心律失常加用麻黄、细辛、熟附子、桂枝等。功能性心律失常，多为肝气郁结所致，特别是因情志刺激而发病者，当在辨证基础上加郁金、佛手、香附、柴胡、枳壳、合欢皮等疏肝解郁之品，往往取得良好效果。根据中医"久病必虚""久病入络"的理论，心悸日久当补益与通络并用。

（二）注意急危重症

临床上心律失常变化往往比较迅速。临证如出现严重心律失常，如室上性心动过速、快速心房纤颤、Ⅱ度房室传导阻滞、室性心动过速、严重心动过缓、病态窦房结综合征等，导致较严重的血流动力学异常者，当及时运用中西医两法加以处理。

【名老中医验方选粹】

1.郭士魁认为本病病变在心、肝。在心应以补心滋阴为主，主张用补心丹加丹参、川芎、郁金、延胡索、瓜蒌、半夏等理气活血化浊之品；在肝应以疏肝复脉为主，主张用一贯煎合生脉散加减，虚实兼顾，标本同治。

2.蒲辅周认为心律失常属于中医学的心悸、怔忡范畴。在辨证施治方面，须分虚、实、痰、火四种类型。虚者，治宜气血双补，方宗人参养营汤。实者，治宜小陷胸汤、竹叶石膏汤。痰者，治宜十味温胆汤或六君子汤加干姜、细辛、五味子。火者，治宜朱砂安神丸或温胆汤合龙胆泻肝汤加减。

【思考题】

1. 简述心悸的病因病机。

2. 心悸阴虚火旺证的主症、治法、代表方是什么？

3. 心悸的辨证要点主要有哪些？

第二节　胸　痹

【病名本义】

胸痹，是以胸部闷痛，甚则胸痛彻背，喘息不得卧为主症的疾病，轻者仅感胸闷如

室，呼吸欠畅，重者则有胸痛，严重者心痛彻背，背痛彻心。真心痛，是胸痹进一步发展的严重病证，其特点为剧烈而持久的胸骨后疼痛，伴心悸、水肿、肢冷、喘促、汗出、面色苍白等症状，甚至危及生命。西医学中冠状动脉粥样硬化性心脏病之心绞痛、心肌梗死与本病密切相关，可参照本病辨证论治。

【病名沿革】

胸痹之名，始于《黄帝内经》，与肺系疾病相关，如《灵枢·本脏》曰"肺大则多饮，善病胸痹"。汉·张仲景明确提出了"胸痹"病名，并设专篇讨论，《金匮要略·胸痹心痛气病脉证治》谓"胸痹之病，喘息咳唾，胸背痛，短气，寸口脉沉而迟，关上小紧数"。胸痹的范围由相关肺系病证扩展到心系病证。隋·巢元方《诸病源候论》将胸痹的内涵进一步扩展，涉及胸膈痹阻。明代医家还将食管、胃部疼痛归为胸痹，如明·秦景明《症因治》云"胸痹之症，即胃痹也。胸前满闷凝结不行，食入即痛，不得下咽，或时做呕"。

【病案】

王某，男，54岁。1974年7月15日初诊。

主诉：7月1日起突觉胸骨及心前区闷胀，并伴压榨性疼痛。面色苍白，冷汗时出。经某医院检查，诊为心绞痛，住院治疗10日，绞痛愈来愈频，医生嘱服中药，特来诊治。

诊查：肢体怠惰，脉沉细而弦，时或间息，舌质胖嫩无苔，手足厥冷，绞痛时必出冷汗，汗出则寒栗不禁，心悸难安，气短身乏。

问题

①患者此次发病的病因病机是什么？

②给出中医诊断的分型和辨证依据。

③给出中医的治法和主方。

辨证分析思路

1.患者近来心前区疼痛，反复发作，气短无力，汗出肢冷。

2.医院诊为心绞痛。

3.辨证关键：胸痹应辨标本虚实。标实为气滞、血瘀、痰浊、寒凝，本虚为气、血、阴、阳亏虚。标实者闷重而痛轻，兼见胸胁胀满，善太息，憋气，苔薄白，脉弦者，多属气滞；胸部闷而痛，伴唾吐涎，苔腻，脉弦滑或弦数者，多属痰浊；胸痛如绞，遇寒则发，或得冷加剧，伴寒冷，舌淡苔白，脉细，为寒凝心脉；刺痛固定不移，痛有定处，夜间多发，舌紫或有斑，脉结代或涩，由心脉瘀滞所致。本虚者多隐痛而闷，因劳累而发，伴心慌，气短，乏力，舌淡胖嫩，边有齿痕，脉沉细或结代者，多属心气不足；若绞痛兼见胸闷气短，四肢厥冷，神倦自汗，脉沉细，则为心阳不振；隐痛时作时止，缠绵不休，动则多发，伴口干，舌淡红而少苔，脉沉细而数，则属气阴两虚。

4.病因病机分析：本案患者素体阳虚，胸阳不振，气血无力运行，不荣则痛，而心痛心悸，气短无力。阳虚而四肢温煦不足，腠理不固，汗出肢冷。

5.证候分析：心肾阳虚，温煦不足，故手足厥冷，胸阳不振，气血运行不足，不荣则痛，故胸痛反复发作，气短乏力；卫阳不固，故汗出而冷。

6.立法处方：由上述可见，本案当属心肾阳虚，治宜温补阳气，振奋心阳。方用参附汤加减。

人参15g，炙甘草15g，干姜9g，炒白术15g，附片9g，五灵脂9g，山楂9g，乳香3g，降香9g。

处方分析：人参、附片温补心阳，干姜、甘草辛甘化阳，白术健脾益气，五灵脂、山楂活血止痛，乳香、降香通行十二经。共奏温补心肾、活血伸筋、温中止痛之功。

7.转归：二诊（7月19日），上方药连服3剂，绞痛未发，面色较红润，表情亦很活跃，与3日前相比判若两人，自诉除胸闷、身乏外，无其他异常。脉虽仍沉细，但已不间歇，舌质淡，食欲仍差，两手已不凉，惟两膝以下尚有冷感，心阳已渐恢复，脾肾之阳犹待温补。守方出入续进，去五灵脂、山楂、乳香、降香，加肉桂3g、全当归9g、山楂9g、陈皮6g、赤芍12g。浓煎连服10剂，10剂后心绞痛痊愈。

8.病案分析思维流程图

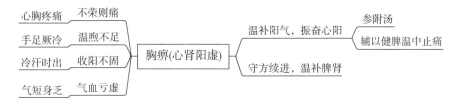

【其他疗法】

（一）中成药

1.**冠心舒通胶囊**　0.3g，口服，一次3粒，一日3次。活血化瘀，通经活络，行气止痛。用于胸痹心血瘀阻证，症见胸痛、胸闷、心慌、气短；冠心病、心绞痛见上述证候者。

2.**通心络胶囊**　0.26g，口服，一次2~4粒，一日3次。益气活血，通络止痛。用于冠心病心绞痛属心气虚乏、血瘀络阻证。症见胸部憋闷，刺痛，绞痛，固定不移，心悸自汗，气短乏力，舌质紫暗或有瘀斑，脉细涩或结代。亦用于气虚血瘀络阻型中风病，症见半身不遂或偏身麻木，口舌歪斜，言语不利。

（二）食疗

1.**枣仁茶**　酸枣仁加红糖煎水代茶频饮，或酸枣仁粥每日1次，有养血安神作用，适用于心虚胆怯证见心悸、善惊、坐卧不安、少寐多梦者。

2. 鲤鱼赤小豆汤 取鲤鱼1条（约500g），仅用其肉与赤小豆250g同煮，饮汤食鱼及豆，一日分2次服，连服5~7天。适用于水饮凌心证见心悸气短，胸脘痞满，形寒肢冷，或下肢浮肿，渴不欲饮，恶心吐涎者。

3. 桂枝桂圆汤 以桂枝6g，桂圆15g水煎服用，每日1次。适用于心阳不振，症见心悸不安，胸闷气短，神疲乏力，面色苍白，形寒肢凉者。

【预防调护】

居住环境宜安静，保持心情愉快，精神乐观，避免刺激。可以适当活动，调畅气机，但重者应以休息为主，避免过劳。虚证患者应加强营养。实证患者应少食肥甘厚味。伴水肿者应限制饮水、低盐饮食。

【要点概括】

（一）病因病机概括

胸痹主因寒邪内侵、年老体虚、饮食不节、情志失调、劳逸失度而起，主要病机为心脉痹阻，病位在心，涉及肝、脾、肾等脏。病理性质为本虚标实，虚实夹杂。本虚有气虚、血虚、阴虚和阳虚；标实有血瘀、寒凝、痰浊、气滞，且可相互为病，如气滞血瘀、寒凝血瘀、痰瘀交阻等。一般胸痹发作期以标实为主，多为痰瘀互结；缓解期以虚证为主。病机转化可因实致虚，亦可由虚而实。

（二）辨证要点

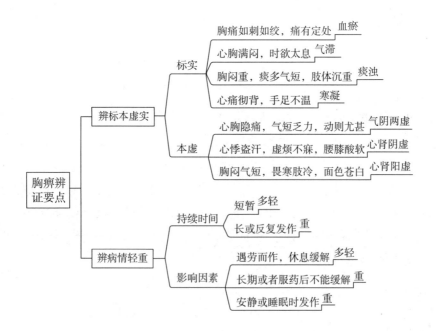

（三）基本辨证分型及治疗

表2-2　心悸的基本辨证分型及治疗主方

分型	主症	治法	主方
心脉痹阻证	心胸疼痛剧烈，如刺如绞，甚则心痛彻背，背痛彻心，或痛引肩背，伴有胸闷，日久不愈	活血化瘀，通脉止痛	血府逐瘀汤
气滞心胸证	心胸满闷不适，隐痛阵发，痛无定处，时欲太息，情志不遂时加重，或兼有脘腹胀闷	疏肝理气，活血通络	柴胡疏肝散
痰浊闭阻证	胸闷重而心痛轻，痰多气短，多伴倦怠乏力，纳呆便溏	通阳泄浊，豁痰开结	瓜蒌薤白半夏汤
寒凝心脉证	猝然心痛如绞，心痛彻背，背痛彻心，感寒痛甚，形寒肢冷	宣痹通阳，散寒止痛	枳实薤白桂枝汤合当归四逆汤
气阴两虚证	心胸隐痛，胸闷气短，动则益甚，倦怠乏力，神疲懒言	益气养血，活血通脉	生脉汤合人参养营汤加减
心肾阴虚证	心胸憋闷，心悸盗汗，虚烦不眠，腰膝酸软，头晕耳鸣	滋阴清火，养心和络	天王补心丹
心肾阳虚证	胸闷气短，心悸而痛，动则尤甚，自汗神倦，畏寒肢冷	温补阳气，振奋心阳	参附汤合右归饮加减

【临证备要】

（一）胸痹治疗应以通为补，通补结合

通法包括芳香温通法，宣痹阳法，活血通络法等，临证可加用养血活血药，如鸡血藤、益母草、当归等，活血而不伤正。"补"法包括补气血，选用八珍汤、当归补血汤、四物汤等；温肾阳，选加淫羊藿、仙茅、补骨脂；补肾阴，选加旱莲草、牛膝、生地黄等。临床证明，通法与补法是治疗胸痹的不可分割的两大原则，应通补结合，或交替应用。

（二）活血化瘀法的应用

活血化瘀法治疗胸痹不失为一个重要途径，但切不可不辨证施治，一味地活血化瘀。临床治疗应注意在活血化瘀中伍以益气、养阴、化痰、理气之品，辨证配伍用药。活血化瘀药物临床上主要选用养血活血之品，而慎用破血活血之品，以防伤及正气。同时必须注意有无出血倾向或征象，一旦发现，立即停用，并予相应处理。

【名老中医验方选粹】

蒲辅周双和散　党参、茯苓、远志肉、九节菖蒲、丹参、香附、没药、琥珀、血竭、鸡血藤，为用于治疗胸痹、真心痛、心悸、怔忡的经验方。

【思考题】

1. 简述胸痹的病因病机。
2. 真心痛与厥心痛如何鉴别？

3.胸痹的辨证要点主要有哪些?

第三节　不　寐

【病名本义】

不寐是以经常不能获得正常睡眠为特征的一类病证,主要表现为睡眠时间、深度的不足。轻者入睡困难,或寐而不酣,时寐时醒,或醒后不能再寐;重则彻夜不寐。西医学中的神经官能症、更年期综合征、慢性消化不良、贫血、动脉粥样硬化症等以不寐为主要临床表现时均属本病范畴,可参照本病辨证论治。

【病名沿革】

不寐在《黄帝内经》中称为"不得卧","目不瞑",认为是邪气客于脏腑,卫气行于阳,不能入阴所致。东汉张仲景丰富了《黄帝内经》对不寐的临床证候和治法的论述,补充了阴虚火旺及虚劳病虚热烦躁的不寐证,首创黄连阿胶汤及酸枣仁汤,一直沿用至今。明代张介宾《景岳全书·不寐》归纳总结了不寐的病因病机及辨证论治方法。李中梓《医宗必读》指出不寐的病因有气虚、阴虚、水停、胃不和、痰滞五种,并根据病因的不同采用不同的治法。

【病案一】

任某,男,36岁,职员,2002年5月4日就诊。

主诉:失眠数年。

现病史:患者失眠数年,甚则通宵不寐,口舌经常生疮。刻诊:头昏痛,咽干口渴喜饮,五心烦热,腰酸膝软。

既往史:失眠史数年,否认其他内科疾病史。

体检:T 37.0℃,P 85次/分,R 24次/分,BP 120/70mmHg。神清,精神欠佳,腹部平软,无明显压痛,肝脾肋下未及。舌质红,苔少,脉细数。

问题

①患者此次发病的病因病机是什么?

②患者此病牵涉哪些脏腑?

③给出中医诊断的分型和辨证依据。

④给出中医的治法和主方。

辨证分析思路

1.患者以失眠、口舌生疮、头昏痛、咽干、口干、五心烦热、腰酸膝软为典型症状。

2.患者入睡困难、睡眠时间减少，符合西医失眠诊断。

3.辨证关键：以心为主，调和脏腑。心主神明，心神失养或受扰则发生不寐。因此不寐的主要病变脏腑在心。然肝、胆、脾、胃、肾等脏腑的病变均可影响心神，导致不寐。急躁易怒、抑郁胁胀、心惊胆怯者，多病涉肝胆；头昏纳差、肢倦神疲、脘闷苔腻者，多病涉脾胃；头昏健忘、心烦腰酸者，多为心肾不交。

4.病因病机分析：本案患者失眠时间较长，失眠程度较重。根据经常口舌生疮、头昏痛、咽干口渴喜饮，五心烦热，腰酸膝软，舌质红，苔少，脉细数等表现可辨证为心肾不交，肾阴不足，不能上济于心；心火亢盛，不能下交于肾。

5.证候分析：肾阴不足，不能上济于心，心火独旺，故不寐，五心烦热，咽干口渴；肾精亏耗，髓海失养，故腰膝酸软，头昏头痛；故本案辨为心肾不交证。

6.立法处方：由上述可见，本案当属心肾不交，心火上炎，治宜滋阴潜阳，交通心肾。方予六味地黄丸合交泰丸加减。

龟板（先煎）25g，牡蛎（先煎）20g，枸杞12g，生地12g，酸枣仁12g，肉桂（后下）1g，黄连3g，川芎3g，天麻6g。

处方分析：六味地黄丸滋阴补肾，此方未全用六味地黄丸中药物，而用龟板、牡蛎、枸杞子、生地取其育阴潜阳、填精益髓之意；黄连配肉桂为交泰丸以清泻心火，引火归原，交通心肾。

7.国医大师周仲瑛教授点拨：龟板、牡蛎为贝类药，其滋阴潜阳、重镇安神之功更胜一筹。方中少佐川芎3g，其性善引头目，且有舒达肝气之功，与酸枣仁相配，酸收辛散，养血调肝，宜于本案失眠伴头昏痛。本案阴虚阳亢、心火上炎之证明显，肉桂辛温，不可过用，方中仅用1g，其意在引火归原，配黄连以交通心肾。对顽固性失眠，尤其通宵不寐，周老常在辨证用药基础上合用交泰丸。

8.辅助检查：CT、MRI、心电图、睡眠脑电图、量表测评，排除其他疾病。

9.转归：此患者经滋阴潜阳、交通心肾法治疗6剂后夜寐好转，通宵不寐之象消除。因病程久、程度重，治疗难以速效，遂原方继进。如病因不除或治疗不当，易引发情志病，周老在用药中少佐川芎舒达肝气，意在防止病情向肝胆等他脏蔓延，甚则转变为郁证，导致自杀等不良事件的发生。

10.病案分析思维流程图

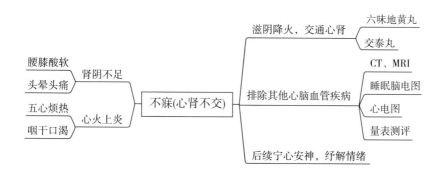

第二章 心系疾病辨析

【病案二】

李某，男，34岁，职员，2016年8月就诊。

主诉： 入睡困难1年余。

现病史： 近1年来入睡困难，睡而易醒，有时彻夜不能入睡，平均每晚能睡2~3小时。

刻诊： 情绪抑郁，烦躁，多梦，胸闷，纳食不佳。大便每日1行，质黏不成形，小便黄。

既往史： 慢性鼻炎病史8年，否认其他内科疾病史。

体检： T 37.7℃，P 92次/分，R 24次/分，BP 130/80mmHg。神清，精神欠振，两肺呼吸音清，腹部平软，无明显压痛，肝脾肋下未及。舌红，苔黄腻，脉滑数。

辅助检查： 脑部核磁共振提示正常。

问题

①患者此次发病的病因病机是什么？

②此次不寐属于虚证还是实证？

③给出中医诊断的分型和辨证依据。

④给出中医的治法和主方。

辨证分析思路

1.患者以烦躁不寐，胸闷，纳食不佳，大便每日1行，质黏不成形，小便黄，舌红，苔黄腻，脉滑数为典型症状。

2.患者入睡困难、睡眠质量下降和睡眠时间减少，符合西医失眠诊断。

3.辨证关键：不寐有正邪虚实之分。不寐实证多为邪热扰心，除失眠主症外，临床兼见心烦易怒，口苦咽干，便秘溲赤，多因肝郁化火，食滞痰热，胃腑不和所致。不寐虚证多属阴血不足，心失所养。除失眠主症外，临床多见体质瘦弱，面色无华，神疲懒言，心悸健忘，多因脾失健运，肝失藏血，肾失藏精，以致阴精、气血不能荣养心神，因此证型多为心脾两虚、心胆气虚、心肾不交、阴虚火旺。本病轻者仅有少眠或不眠，病程短，舌苔腻、脉弦滑数多见，以实证为主。重者则彻夜不眠，病程长，易反复发作，舌苔较薄，脉沉细无力，多以虚证为主。

4.病因病机分析：本案患者入睡困难，睡而易醒，发病时间相对短暂，胸闷、苔腻、脉滑，当属实证之痰热扰心证。导致不寐痰热扰心证病因多种，或为平素饮食不节，脾胃受损，运化失司，湿浊内生，聚而为痰；或为肝气郁结，郁而化火，炼液为痰，痰湿日久化热，痰热上扰心神，发为不寐。痰既为病理产物又可为病理因素，外感六淫，痰湿内盛，痰性黏滞，易阻滞气机，气不行则瘀血内生，清窍失于濡养则失眠；痰湿困脾，则脾胃运化失司，气血生化乏源，则气血亏虚，心神失养，发为不寐；痰随肝气上逆，扰乱神明，则夜不能安寐。

5.证候分析：水湿痰饮停于心胸，痰邪日久化热，痰热互结，难以消散，上扰心神，故入睡困难，睡而易醒，烦躁多梦。痰阻中焦，脾失健运，肝气疏泄失司，故胸闷、纳食不佳、大便质黏不成形、情绪抑郁。舌红、苔黄腻、脉滑数、小便黄等均为痰热壅盛之热象。故本案当辨为痰热扰心证。

6.立法处方：由上述可见，本案当属痰热扰心，治宜清化痰热，和中安神。方予黄连温胆汤加减。

黄连6g，半夏10g，竹茹12g，陈皮10g，甘草6g，茯苓10g，生姜3片，大枣2枚，柴胡9g，川楝子10g，枳实8g。

处方分析：黄连温胆汤以清热燥湿，理气化痰，和胃利胆，用于失眠温病湿热夹痰者。黄连苦寒，入少阴心经，清热燥湿除烦；竹茹清热化痰，除烦止呕；二者清心降火。半夏辛温，燥湿化痰，和胃止呕；半夏与竹茹相配，化痰和胃、除烦安神之功倍增；茯苓健脾安神；陈皮辛温，理气化痰；枳实辛苦微寒，降气消痰除痞。陈皮、枳实相伍，健脾化痰之力增。川楝子理气止痛，柴胡疏肝解郁。口苦咽干者可加龙胆草、栀子；胆怯心悸、多梦易惊者加磁石、牡蛎、龙骨。诸药共用，可达清热化痰、和中安神之功。

7.辅助检查：CT、MRI、心电图、睡眠脑电图、量表测评，排除其他疾病。

8.转归：患者经清热化痰、和中安神治疗7日后，诉服药后入睡困难有好转，醒后复能入睡，每晚能睡4小时左右，头昏乏力好转，但仍梦多、睡眠不深。观其舌脉，舌红苔黄腻，脉滑数，继用上方加龙骨30g，牡蛎30g，增强重镇安神之功效，嘱其清淡饮食，睡眠之前不可剧烈运动。又服7日后复诊诉睡眠明显好转，每晚睡6小时左右，梦减少，舌红，舌苔较上次略薄。效不更方，继服前方7剂以巩固疗效。

9.病案分析思维流程图

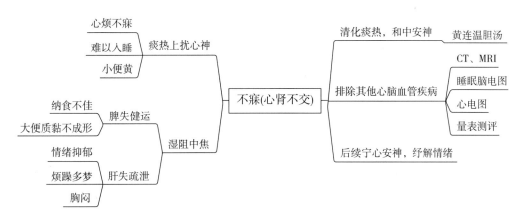

【其他疗法】

（一）中成药

1.五加参冲剂12.25g，每日2次，冲饮。补气健脾，益气宁神。用于气虚、脾肾亏损所致神经衰弱、病后失调。

2.枕中丹9ml，每日2~3次，温水送服。滋阴降火，交通心肾。用于心肾不交所致的失眠、多梦、健忘、痴呆。

3．天王补心丹6g，每日2~3次，温水送服。滋阴养血，补心安神。用于心阴不足、失眠多梦等。

4．朱砂安神丸9g，每日1~2次，温水送服。清心养血，镇惊安神。用于心火亢盛所致心神不宁、失眠多梦等。

5．安神定志丸9g，每日3次，温水送服。补气养血，安神定志。用于惊恐不安、睡卧不宁、梦中惊跳等。

（二）食疗

1．龙眼丹参饮　龙眼肉、丹参各9g，以水两碗煎成半碗，睡前半小时代茶饮。适用于心脾两虚、心血不足者。

2．桑椹饮　桑椹子30g，煎汤代茶饮，每日3~5次。适用于老年失眠且大便硬结者。

3．核桃芝麻泥　核桃10g，黑芝麻10g，桑叶60g。共捣烂成泥状，加白糖少许，每日1次。适用于腰膝酸软、入睡困难、大便干结者。

【预防调护】

（一）预防

不寐属心神病变，重视精神调摄和讲究睡眠卫生具有实际的预防意义。积极进行心理情志调整，克服过度的紧张、兴奋、焦虑、抑郁、惊恐、愤怒等不良情绪，做到喜怒有节，保持精神舒畅，尽量以放松的、顺其自然的心态对待睡眠，反而能较好地入睡。

（二）护理

首先，帮助患者建立有规律的作息制度，从事适当的体力活动或体育锻炼，增强体质，持之以恒，促进身心健康。其次，养成良好的睡眠习惯。晚餐要清淡，不宜过饱，更忌浓茶、咖啡及吸烟。睡前避免从事紧张和兴奋的活动，养成定时就寝的习惯。另外，要注意睡眠环境的安宁，床铺要舒适，卧室光线要柔和，并努力减少噪音，去除各种可能影响睡眠的外在因素。

【要点概括】

（一）病因病机概括

不寐病因有饮食不节，情志失常，劳倦、思虑过度及病后、年迈体虚等因素。病理性质有虚实之分：实证多为肝火、痰热、瘀血；虚证多为气虚、血虚、阴虚。病理变化总属阳盛阴衰，阴阳失交；或阴虚不能纳阳，或阳盛不得入于阴。病位主要在心，与肝、脾、肾关系密切。

（二）辨证要点

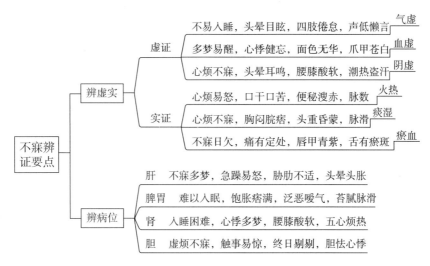

不寐辨证要点
- 辨虚实
  - 虚证
    - 不易入睡，头晕目眩，四肢倦怠，声低懒言——气虚
    - 多梦易醒，心悸健忘，面色无华，爪甲苍白——血虚
    - 心烦不寐，头晕耳鸣，腰膝酸软，潮热盗汗——阴虚
  - 实证
    - 心烦易怒，口干口苦，便秘溲赤，脉数——火热
    - 心烦不寐，胸闷脘痞，头重昏蒙，脉滑——痰湿
    - 不寐日久，痛有定处，唇甲青紫，舌有瘀斑——瘀血
- 辨病位
  - 肝　不寐多梦，急躁易怒，胁肋不适，头晕头胀
  - 脾胃　难以入眠，饱胀痞满，泛恶嗳气，苔腻脉滑
  - 肾　入睡困难，心悸多梦，腰膝酸软，五心烦热
  - 胆　虚烦不寐，触事易惊，终日惕惕，胆怯心悸

（三）基本辨证分型及治疗

表2-4　不寐的基本辨证分型及治疗主方

分型	主症	治法	主方
肝火扰心证	不寐多梦，急躁易怒，头晕头胀，目赤耳鸣，口干口苦	疏肝泻热，镇心安神	龙胆泻肝汤加减
痰热扰心证	心烦不寐，胸闷脘痞，头重目眩	清化痰热，和中安神	黄连温胆汤加减
心脾两虚证	不易入睡，心悸健忘，神疲食少，头晕目眩，面色少华，四肢倦怠，腹胀便溏	补益心脾，养血安神	归脾汤加减
心肾不交证	心烦不寐，头晕耳鸣，腰膝酸软，潮热盗汗，五心烦热，咽干少津，男子遗精，女子月经不调	滋阴降火，交通心肾	六味地黄丸合交泰丸加减
心胆气虚证	虚烦不寐，胆怯心悸，触事易惊，终日惕惕，伴气短自汗，倦怠乏力	益气镇惊，安神定志	安神定志丸合酸枣仁汤加减

【临证备要】

（一）注意调整脏腑气血阴阳的平衡

如补益心脾，应佐以少量醒脾运脾药，以防碍脾；交通心肾、用引火归原的肉桂，其量宜轻；益气镇惊，常须健脾，慎用滋阴之剂；疏肝泻火，注意养血柔肝，以体现"体阴用阳"之意。"补其不足，泻其有余，调其虚实"，使气血调和，阴平阳秘，脏腑功能得以恢复。

（二）强调在辨证论治基础上施以安神镇静之法

安神的方法有养血安神、清心安神、育阴安神、益气安神、镇惊安神、安神定志等不同，可随证选用。同时消除顾虑及紧张情绪，保持精神舒畅。

（三）活血化瘀法的应用

长期顽固性不寐，临床多方治疗效果不佳，伴有心烦，舌质偏暗，有瘀点者，依据古训"顽疾多瘀血"的观点，可从瘀论治，常选用血府逐瘀汤加减。

（四）心理治疗

对于情志不调所致不寐，在治疗上应给予患者心理指导，使其放松紧张或焦虑情绪，保持心情舒畅以调达气机。因此心理指导对不寐的治疗起着举足轻重的作用。

【名老中医验方选粹】

1.张琪潜阳宁神汤　夜交藤30g，熟枣仁20g，远志15g，柏子仁20g，茯苓15g，生地20g，玄参20g，生牡蛎25g，生赭石（研）30g，川连10g，生龙骨20g。

功效：滋阴潜阳，清热宁心，益智安神。用于心烦不寐，惊悸怔忡，口舌干燥，头晕耳鸣，手足烦热，舌红苔薄，脉象滑或弦数。

加减：若阴亏甚，舌红少苔或无苔者，可加麦冬15g，百合20g，五味子10g；情怀抑郁，烦躁易怒者，可加合欢花15g、柴胡15g以解郁安神；兼大便秘者多为胃家郁热，所谓"胃不和则卧不安"，可加少量大黄以泻热和胃。

方歌：潜阳宁神夜交藤，枣柏远志连茯苓；龙骨牡石玄生地，阳入于阴心神宁。

2.邹云翔清热安眠方　全当归9g，生地15g，川芎2.4g，桃仁9g，红花9g，黄芩9g，白蒺藜9g，蒲黄9g，龟板9g，麦冬9g，竹茹9g，龙齿9g，牛膝9g，夏枯草9g，柴胡3g，枳壳3g，陈胆星3g，甘草3g，山栀6g，黄连0.9g，酸枣仁12g，火麻仁15g。功效：养血行瘀，疏肝泻热。用于通宵不能入眠，烦躁头昏，后脑及太阳穴疼痛，口苦口干，大便干结，小便黄赤，舌苔黄厚，脉细弦。

【思考题】

1. 简述不寐的病因病机。
2. 不寐痰热扰心证的主症、治法、代表方是什么？
3. 简述不寐的证候特点。

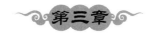

第三章

脑系疾病辨析

脑系疾病概述

脑，位于颅腔之内，为髓聚之处，故名"髓海"，具有贮藏精髓、主精神意识、司知觉运动之功能。脑系的病证，临床上常见有中风、头痛、痴呆、眩晕、癫狂、痫证、颤振等。

【主要病机】

1.**髓海不足，元神失养** 脑为髓海，先天禀赋不足，肾精匮乏，髓海空虚不满；或年老精亏，肝肾虚损，精气化源日竭，髓海渐空；或五脏气血阴阳不足，波及脑髓。

2.**痰瘀火扰，脑气不通** 脑窍贵在清灵通利，痰、瘀、水、湿、火热之邪交结为患，闭阻脑窍，脑气与脏气不相连接，脑神失养，神机不运而变证丛生。

3.**血溢脉外或血瘀脑脉** 气郁化火，肝阳暴亢，或暴怒伤肝，肝阳暴张，或心火炽盛，风火相煽，致气血逆乱，上冲犯脑，血溢脉外；或血滞为瘀，痹阻脑脉，致使脑脉受损，脑髓失养，清窍闭阻，神机失用。

【证治要点】

1.中西合参，精准辨证。临证当舌、脉、症互参，理清虚实、标本、缓急。同时佐以经颅多普勒、脑脊液检查、头颅CT或MRI等辅助检查，准确辨病，方能恰当选方施治。

2.注意虫类药的应用。虫类药有入络搜风、祛风化痰止痉之功，其力非草本药所能代替，临证时可在辨证基础上酌情使用虫类药，常用药有全蝎、蜈蚣、地龙、僵蚕、蝉衣等，并可配合应用平肝镇潜药物，如钩藤、石决明等。

3.注重开窍法的应用。脑病常由痰闭心窍，蒙蔽神志所致，故开窍法的应用十分重要。芳香开窍类药物性多辛散走窜，可醒神开窍，且气味芳香，有解内生痰毒之功，临证时应酌情选用，尤其在发作期需紧急缓解病情时，常选用麝香、冰片、牛黄、菖蒲、郁金等药物。

4.勿忘活血化瘀。久病多瘀，且脑病日久，气滞痰凝，影响血行，痰瘀胶结，形成宿疾。故治疗脑病常应注重活血化瘀药的应用，临证当辨瘀血之成因，分别佐以理气、养血、温阳、化痰之品。

第一节　头　痛

【病名本义】

头痛是以全头或头的某一局部疼痛为主症的病证，其作为临床常见的症状之一，既可单独出现，亦可并见于多种急慢性疾病中，而本篇所论述的头痛，乃是指外感或内伤杂病以头痛为主症者。本病证与西医学中的偏头痛、丛集性头痛、颞动脉炎、高血压头痛、颅内压升高性头痛、蛛网膜下腔出血、脑膜炎性头痛、癫痫性头痛、神经性头痛等病症接近，凡此诸病皆可参照本篇辨证施治。

【病名沿革】

头痛一病，首载于《内经》。《素问·奇病论》云："帝曰：'人有病头痛以数岁不已，此安得之？名曰何病？'岐伯曰：'当所有犯大寒，内至骨髓，髓者以脑为主，脑逆故令头痛，齿亦痛，病名曰厥逆。'"医圣张仲景在《伤寒论》中也记载了太阳、阳明、少阳、厥阴头痛的见症和治法。巢元方在《诸病源候论·膈痰风厥头痛候》中首次提出风痰相结，上冲于头可引起头痛。

【病案】

朱某，男，31岁，电力工人，2012年11月就诊。

主诉：头痛7天，加重2天。

现病史：患者7天前于野外作业时曾遇天气突变，遭狂风吹头并淋雨，当时曾一度昏仆，头部持续疼痛，近2日病情加重，遂来院就诊。刻下：头部连项背疼痛，颈部僵硬不舒，有紧绷感，畏寒怕风，需戴棉帽，咳嗽，无汗，纳可，寐欠佳，小便清长，大便如常。

既往史：平素体健，否认其他传染病及内科疾病史，无手术外伤史，无过敏史，预防接种按计划进行。

体检：T 38.2℃，P 80次/分，R 20次/分，BP 115/85mmHg。神清，精神萎，咽部轻微充血，呼吸音粗糙，余（－）。舌淡，苔薄白脉浮紧。

辅助检查：胸片检查示两肺纹理增粗、增多。

问题

①患者此次发病的病因病机是什么？

②给出中医诊断的分型和辨证依据。

③给出中医的治法和主方。

辨证分析思路

1.患者以头连项背疼痛不舒为典型症状。

2.患者体温升高，呼吸音粗糙，咽部轻微充血，胸片检查示两肺纹理增粗、增多，符合西医上呼吸道感染诊断。

3.辨证关键：头痛有外感、内伤之分，外感头痛多因起居不慎，感受外邪，侵袭经络，上犯巅顶使气血运行受阻而发，其起病急骤，常伴有外邪束表或犯肺的症状，应区别风、寒、湿、热之不同，内伤头痛多和情志、饮食及生活起居习惯有关，其痛反复发作，时轻时重，应分辨气虚、血虚、肾虚、肝阳、痰浊、瘀血之异。

4.病因病机分析：本案患者在野外遭遇天气突变后头痛发作，发病时间短暂。头为诸阳之会，风寒侵袭，循经上犯巅顶，阻遏清阳之气，其病乃作，故感受风寒之邪是本案的诱发因素。

5.证候分析：足太阳膀胱经循项背，上达巅顶，风寒外袭，邪客太阳，循经上犯，故疼痛部位为头部连颈项部；风寒束于肌表，卫阳被遏，故恶风畏寒；寒为阴邪，得温则减，故需戴棉帽；咳嗽、无汗、苔白脉浮紧，皆为风寒外袭之征，故本案当辨为风寒头痛。

6.立法处方：由上述可见，本案当属风寒外袭证，治宜疏风散寒止痛。方予川芎茶调散加减。

川芎12g，羌活6g，白芷15g，白芍12g，细辛3g，薄荷6g，荆芥9g，防风12g，葛根15g，藁本12g，桂枝6g，蔓荆子9g，甘草6g。

处方分析：川芎茶调散有疏风散寒止痛之功，主要用于风寒上犯清阳所导致的头痛。方中川芎善行头目，活血通窍，祛风止痛，是治疗头痛的要药；白芷、藁本、羌活、细辛、荆芥、桂枝、薄荷及防风疏风解表，散寒止痛；加葛根舒项背；白芍、甘草缓急止痛。

7.辅助检查：可行经颅多普勒、脑电图、脑脊液检查、头颅CT等排除其他疾病。

8.转归：患者经疏风散寒治疗后，表证得解，一般痛势逐渐减轻，乃至消失，亦有可能表邪虽解但气血经脉失和，疼痛延续，未系统治疗日久可成慢性，每遇外邪侵袭则反复发作。

9.病案分析思维流程图

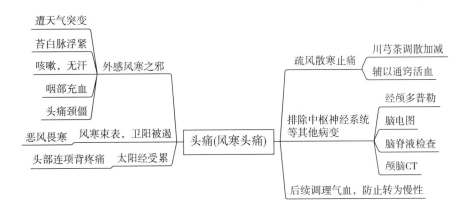

遭天气突变 — 苔白脉浮紧 — 咳嗽，无汗 — 咽部充血 — 头痛颈僵 → 外感风寒之邪

恶风畏寒 → 风寒束表，卫阳被遏

头部连项背疼痛 → 太阳经受累

→ 头痛(风寒头痛) →

疏风散寒止痛 → 川芎茶调散加减 / 辅以通窍活血

排除中枢神经系统等其他病变 → 经颅多普勒 / 脑电图 / 脑脊液检查 / 颅脑CT

后续调理气血，防止转为慢性

【其他疗法】

（一）中成药

1.镇脑宁　4～5粒，每日3次。息风通络止痛。用于内伤头痛，伴有恶心、呕吐、视物不清、肢体麻木、头昏耳鸣。

2.正天丸　6g，每日3次，15日为一个疗程。疏风活血，通络止痛。用于外感风邪，瘀血阻络引起的偏正头痛、血管性头痛、紧张性头痛等。

3.天舒胶囊　4粒，每日3次。活血平肝。用于血瘀所致血管神经性头痛。

（二）食疗

1.桑菊薄竹饮　桑叶10g，竹叶15～30g，菊花10g，白茅根10g，薄荷6g。以上洗净，放入茶壶内，用沸水浸泡10分钟即可。代茶饮，每日1剂，连服3～5日。有疏风散热之功效，适用于头痛外感风热者。

2.川芎红花茶　川芎3～6g，红花3g，茶叶3～6g。上物水煎取汁，代茶饮，每日3～5次。有活血化瘀、祛风止痛之功效，适用于头痛瘀血阻络者。

【预防调护】

（一）预防

1.注意气候变化，防寒保暖。

2.生活应有规律，起居有定时，参加体育锻炼以增强体质，抵御外邪侵袭。

3.情绪舒畅，避免精神刺激，适当调剂休息时间。

（二）护理

1.禁烟酒。

2.头痛剧烈者，应卧床休息，环境宜清净，光线不宜过强。

3.肝阳头痛者，可用冷毛巾敷头部，并禁食公鸡、猪头肉、虾蟹等发物以免动风。

4.风寒头痛剧烈者，可用盐炒附子包在纱布内，频擦患处，外出时戴帽，避免风寒外袭。

5.痰浊头痛者，饮食需清淡，勿食肥甘之品，以免助湿生痰。

【要点概括】

（一）病因病机概括

头痛病因有外感、内伤之分。外感头痛为六淫之邪外袭，有风寒、风热、风湿等不同。内伤头痛多为脏腑功能失调，有肝阳、痰浊、肾虚、血虚、血瘀等区别。病机为脏腑或经络病变，造成清窍失宣，肝风肝阳上扰，血虚不荣，髓海空虚等而发为头痛。病位在脑，与肝、脾、肾等脏器有关，且与三阳经循行部位密切相关。

（二）辨证要点

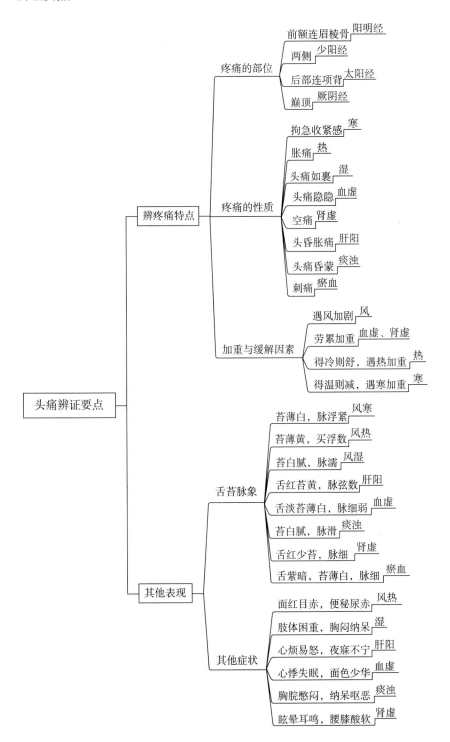

（三）基本辨证分型及治疗

表7-3　头痛的基本辨证分型及治疗主方

分型	主症	治法	主方
风寒外袭证	头痛连项背，恶风畏寒，口不渴，苔薄白，脉浮或浮紧	疏风散寒止痛	川芎茶调散加减
风热上犯证	头痛而胀，甚则如裂，发热恶风，面赤口渴，便秘，苔黄，脉浮数	疏风清热和络	芎芷石膏汤加减
风湿蒙窍证	头痛如裹，肢体困重，胸闷纳呆，小便不利，大便溏，苔腻，脉濡	祛风胜湿通络	羌活胜湿汤加减
肝阳上亢证	头痛而眩，两侧为重，心烦易怒，面赤口苦，胁肋胀痛，舌红苔黄，脉弦	平肝潜阳息风	天麻钩藤饮加减
气虚不足证	痛势绵绵，时发时止，倦怠乏力，畏寒少气，口淡乏味，纳谷不香，苔薄，脉无力	益气升清	顺气和中汤加减
血虚不荣证	头痛而晕，心悸失眠，面色少华，遇劳加重，舌淡苔薄，脉细	养血滋阴，和络止痛	加味四物汤加减
痰浊上蒙证	头痛昏蒙，胸脘痞闷，纳呆呕恶，苔白腻，脉滑	健脾燥湿，化痰降逆	半夏白术天麻汤加减
瘀血阻络证	经久不愈，痛处固定，痛感如刺，舌色紫暗，或夹瘀斑，脉细或细涩	活血化瘀，通窍止痛	通窍活血汤加减
肾虚失养证	头痛且空，眩晕耳鸣，腰膝酸软，神疲乏力，滑精带下，舌红少苔，脉细无力	养阴补肾，填精生髓	大补元煎加减

【临证备要】

（一）合理使用引经药

头为诸阳之会，手足三阳经均上会于头，故除根据辨证论治原则外，还可根据患处所处部位，参照经络循行路线选择合适的引经药以提高疗效。如少阳头痛（两侧颞部）可选川芎、柴胡；太阳头痛（头后部下连项背）可选用羌活、蔓荆子；阳明头痛（前额及眉棱骨处）可选用白芷、葛根；厥阴头痛（巅顶）可选用吴茱萸等。

（二）特殊药物的应用

头痛久病不愈，可使用虫类药搜风通络，解痉止痛；寒邪重者亦可考虑使用附子、川草乌等有毒药物。使用时均需注意合理掌握用量，不可过用，遵循剂量逐步递增的原则，并延长煎煮时间，方能达到安全的疗效。

【名老中医验方选粹】

1.**陈田宝经验方**　川芎15~20g，当归10g，桃仁10g，红花10g，生地10g，防风10g，羌活10g，独活6g，鸡血藤30g。功效：祛风活血。用于慢性头痛，作为基础方加减化裁使用：如风寒者合用麻黄附子细辛汤；痰浊者合二陈汤或吴茱萸汤；水湿内停者合五苓散。

2.**谢海洲化瘀通窍汤**　苏木、豨莶草、赤芍各10g，刘寄奴、鬼箭羽、泽兰各10g，川断、菖蒲、土鳖虫各5g，鸡血藤30g。功效：化瘀通络。用于颅脑外伤初期有瘀血者，症见痛处固定不移，痛如锥刺，舌暗有瘀点（斑）。

【思考题】

1.简述外感头痛的病因病机。

2.肾虚头痛主症、治法、代表方是什么？

3.治疗头痛的禁忌主要有哪些？

第二节　中　风

【病名本义】

中风，又称卒中，是以猝然昏仆、不省人事，伴半身不遂、肌肤不仁、口舌歪斜、言语不利为主要表现的病证，病轻者可无昏仆而仅见半身不遂和口舌歪斜。因其发病骤然，变化迅速，有"风性善行而数变"的特点，故名中风。中风发病率高、病死率高、致残率高，严重危害着中老年人的健康。西医学中的急性脑卒中属本病范畴，可参照本节辨证论治。

【病名沿革】

《内经》中已有中风的相关记述，称为"仆击""偏枯""薄厥""大厥"等，如《灵枢·刺节真邪》云"虚邪偏客于身半……发为偏枯"。汉代张仲景《金匮要略》始有"中风"病名及其专篇，对中风的病因病机、临床特征、诊断和治疗有了较为深入的论述。唐宋以前，医家多以"外风""内虚邪中"立论，如《金匮要略·中风历节病脉证并治》"夫风之为病，当半身不遂""络脉空虚，贼邪不泻"。唐宋以后，尤其金元时期，多以"内风"立论，如刘完素主张"心火暴甚"，李东垣主张"正气自虚"，朱丹溪主张"湿痰生热"等。元代王履《医经溯洄集·中风辨》指出"因于风者，真中风也因于火、因于气、因于湿者，类中风"，提出真中风、类中风概念。延至明清，张介宾《景岳全书·非风》提出"中风非风"说。

【病案】

董某某，男64岁，退休干部。

主诉：左半身无力，伴语言不清3天。

现病史：患者3天前出现左半身无力，行走及持物不稳，伴语言不清，饮水时呛水，头晕。

体检：T 36.7℃，P 72次/分，R 20次/分，BP 190/110mmHg。神清，精神萎靡，颈软，心肺正常。腹部平软，无明显压痛，肝脾肋下未及。左上下肢肌力Ⅲ级，左侧巴氏征（＋）。舌质红而少津，苔薄黄，脉浮细数。

辅助检查： CT示脑干有直径0.4cm腔隙梗死灶。

问题

①患者此次发病的病因病机是什么？

②患者属于中经络还是中脏腑？

③给出中医诊断的分型和辨证依据。

④给出中医的治法和主方。

辨证分析思路

1.患者头晕，左半身无力，言语不清，饮水呛咳。

2.患者头颅CT示脑干腔隙梗死灶。

3.辨证关键：中风应首辨中经络与中脏腑，无神志昏蒙者为中经络，病位较浅；有神识异常者属于中脏腑，病位深，病情重。次辨病期，急性期为发病后2周内，中脏腑可至1个月；恢复期是急性期之后至半年以内；后遗症期指发病半年以上。后辨虚实，中脏腑有闭证与脱证，闭证多实，脱证为虚；闭证根据热象的有无分为阳闭与阴闭。中经络则根据脏腑气血亏虚与风火痰瘀等病理因素的相对情况判别。再辨病势顺逆，若先中脏腑，神志渐清，半身不遂有恢复，病由中脏腑向中经络转化，病势为顺，预后多好。如中经络出现神志异常，或中脏腑见呃逆频频，突然神昏，四肢抽搐不已，或见戴阳证及呕血证，均属病势逆转。

4.病因病机分析：本案患者年老体衰，肝肾不足，或情志过极，或食肥甘厚味，或烦劳过度，肝阳上亢，风阳上扰生风，血随气逆，血瘀脑脉，故发中风。

5.证候分析：年过六旬，肝肾本虚，3日前无神志昏蒙而出现半身不遂，语言不清，故为中经络，舌红苔黄脉弦呈热象，为风火上扰之象。故本案当辨为中风中经络风阳上扰证。

6.立法处方：由上述可见，本案当属风阳上扰，治宜清肝泻火，息风潜阳。方用天麻钩藤饮加减。

天麻10g，钩藤15g，石决明30g，山栀10g，黄芩10g，川牛膝12g，地龙12g，桑寄生10g，益母草20g，鸡血藤15g

处方分析：方中天麻、钩藤平肝息风，为君药。石决明咸寒质重，功能平肝潜阳，并能除热明目，与君药合用，加强平肝息风之力；川牛膝引血下行，并能活血利水，共为臣药。桑寄生补益肝肾以平治本；栀子、黄芩清肝降火，以折阳亢；益母草合川牛膝活血利水，有利于平降肝阳；鸡血藤、地龙养血通络，均为佐药。

7.辅助检查：颅脑CT。

8.转归：服药后10天，患者头晕止。13天后，左上下肢肌力Ⅴ级，饮水时呛水消失；有时口干，大便干燥。原方加花粉10g，火麻仁15g，再服5剂。20天痊愈出院，1年后随访，患者正常生活和工作，无后遗症。

9.病案分析思维流程图

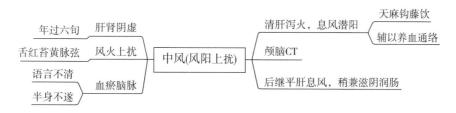

【其他疗法】

（一）中成药

1. **丹芪偏瘫胶囊** 0.4g，口服，一次4粒，一日3次，4周为一个疗程。益气活血。用于气虚血瘀型缺血性中风病（脑梗死）中经络恢复期，症见半身不遂、偏身麻木、口舌歪斜、语言謇涩等。

2. **通心络胶囊** 0.26g，口服，一次2~4粒，一日3次。益气活血，通络止痛。用于冠心病心绞痛属心气虚乏、血瘀络阻证。症见胸部憋闷，刺痛，绞痛，固定不移，心悸自汗，气短乏力，舌质紫暗或有瘀斑，脉细涩或结代。亦用于气虚血瘀络阻型中风病，症见半身不遂或偏身麻木，口舌歪斜，言语不利。

（二）针灸

醒脑开窍针刺法是石学敏院士依据中风病因病机提出和创立的治疗法则和针刺方法，其核心在调神。

主穴：内关（手厥阴心包经）、人中、三阴交为主穴以醒神开窍，滋补肝肾；极泉、尺泽、委中为辅穴以疏通经络。还可选风池、天柱（亦有用翳风者）、完骨以补益脑髓；金津玉液、上廉泉放血以改善语言功能和吞咽功能；手指握固加合谷；足内翻取丘墟透照海。

【预防调护】

1.针对中风的危险因素采取预防性干预措施，如避免内伤积损、减少情志过极、改变不良饮食习惯、控制体重、坚持适当运动等，以减少中风的发生风险。对于一过性头晕、肢体麻木、言謇舌偏等中风先兆症状要因其重视。对于已经罹患中风的人群，应当积极采取治疗性干预措施，以预防中风再次发生。

2.中风急重症患者语言，肢体行动、大小便不能自主，宜采取针对性调护措施，应严密观察，精心护理。尽早进行康复训练，可采取针灸、推拿及相关语言、运动、平衡等功能训练，并指导病人自我锻炼，促进受损功能的恢复。

【要点概括】

（一）病因病机概括

中风病因与内伤积损、情志过极、饮食不节、劳欲过度等有关。病位在脑，涉及心、肝、脾、肾。基本病机为阴阳失调，气血逆乱。病理性质为本虚标实，上盛下虚。气血不足或肝肾阴虚为致病之本，致病之标主要为风火痰瘀。急性期以风、火、痰、瘀等标实为主，如病情剧变，正气急速溃败，可以正虚为主，甚则出现脱证。恢复期及后遗症表现为本虚或虚实夹杂，以气虚血瘀肝肾阴虚为多，亦可见气血不足、阳气虚衰。而痰瘀互阻常贯穿于中风各个阶段。急性期由于病位浅深，病情轻重的不同又有中经络和中脏腑之别。肝风夹痰，横窜经络，或风阳痰火蒙蔽神窍，气血逆乱上冲于脑，则见中脏腑，猝然昏倒，不省人事，有阳闭与阴闭之分。若风阳痰火炽盛，进一步耗灼阴精，阴虚及阳，阴竭阳亡，阴阳离决，则出现脱证。恢复期和后遗症期以虚证为主，往往因气血失调、血脉不畅而留后遗经络病证。

（二）辨证要点

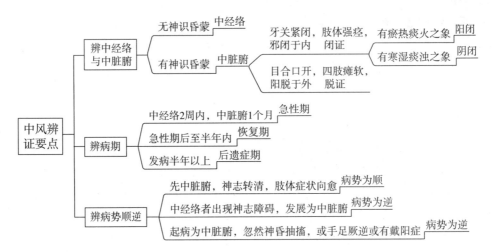

（三）基本辨证分型及治疗

表2-3　中风的基本辨证分型及治疗主方

分型		主症	治法	主方
急性期	中经络　风阳上扰证	半身不遂，偏身麻木，舌强言謇，口舌歪斜，眩晕头痛，面红目赤，心烦易怒	清肝泻火，息风潜阳	天麻钩藤饮
	中经络　风痰入络证	突然偏身麻木，肌肤不仁，口舌歪斜，言语不利，头晕目眩	息风化痰，活血通络	半夏白术天麻汤、涤痰汤
	中脏腑　阳闭——痰热腑实证	突发神志昏昧，半身不遂，口舌歪斜，舌强言謇，身热气粗，腹满而痛，大便秘结	化痰通腑泄热	桃核承气汤
	中脏腑　阳闭——痰热郁闭证	突然晕倒，不省人事，牙关紧闭，肢体强痉，面赤身热，躁动不安，二便闭结	清热化痰，开窍醒神	羚羊角汤合安宫牛黄丸

分型		主症	治法	主方
急性期	中脏腑	阴闭——痰蒙神窍证	神志昏蒙，半身不遂，口舌歪斜，口噤不开，肢体强痉，静卧不烦，四肢不温	温阳化痰，醒神开窍	涤痰汤合苏合香丸
		元气败脱证	突然昏仆，不省人事，目合口开，四肢瘫软，肢冷汗多，二便自遗，脉微欲绝	扶助正气，回阳固脱	参附汤合生脉散
恢复期和后遗症期		气虚血瘀证	半身不遂，偏身麻木，舌强言謇或不语，口舌歪斜，气短乏力，舌质暗淡或有瘀斑	益气活血	补阳还五汤
		阴虚风动证	半身不遂，偏身麻木，舌强言謇或不语，口舌歪斜，晕眩耳鸣，心烦躁扰	滋养肝肾，潜阳息风	镇肝熄风汤
		肝肾亏虚证	手足瘫缓，酸麻不仁，肢体拘挛，足废不行，肌肉萎缩	滋养肝肾	地黄饮子

【临证备要】

（一）鉴别中风之缺血与出血

急性期中风与西医学所称的急性脑卒中相似，包括缺血性和出血性两大类型。临床上根据四诊合参之外，还应借助头颅MRI或CT等理化检查，明确区分是缺血性还是出血性中风，这对于急性期治疗极为重要。缺血性中风急性期可采用活血化瘀法为主治疗；而对于出血性中风急性期则应慎用活血化瘀法，但临床有时可见面唇青紫，舌绛或紫暗等瘀象较显、瘀热互结的表现，可配合凉血化瘀法，以犀角地黄汤为基础方治疗，化瘀清热，有助止血，但应注意活血而不动血。

（二）正确使用通下之法

中脏腑阳闭证，风阳痰火炽盛，内闭神机，有时因邪热搏结，出现腹满、便秘、小溲不通、苔黄腻、脉弦实有力，应配入通下之法，可用礞石滚痰丸、承气汤类方药等，使大便畅通，痰热下泄，则神识可清，危象可解。即便是阴闭证，痰浊壅盛，亦可配用通下攻逐之法，如用控涎丹、温脾汤等。但正虚明显、元气亏虚者忌用。

（三）正确认识中风古今沿革

唐宋以前，医家多以外风立论，如唐·孙思邈《备急千金要方》根据中风临床特征首分四类，"一曰偏枯，二曰风痱，三曰风懿，四曰风痹"。唐宋之后，则多以"内风"立论，元·王履《医经溯洄集》还根据中风病因继分"真中风"与"类中风"。清·程国彭《医学心悟·类中风》根据中风症状特点提出分类标准，"凡真中之证，必连经络，多见歪斜偏废之候"，此即所谓"偏枯"，分型有中经络和中脏腑之别。而汉·张仲景《金匮要略》所提的"邪在于络，肌肤不仁；邪在于经，即重不胜；邪入于腑，即不识人；邪入于脏，舌即难言，口吐涎"，实为真中风。因此，在参阅古籍时应正确认识真中风、类中风，不可混淆。

【名老中医验方选粹】

1. **任继学三化汤**　大黄10g，枳实15g，厚朴15g，羌活10g，生蒲黄15g，桃仁10g，煨皂角5g。用于治疗出血性中风急性期。

2. **王永焱星蒌承气汤**　全瓜蒌30~40g，胆南星6~10g，生大黄（后下）10~15g，芒硝10~15g。用于中风中脏腑痰热郁闭证。

【思考题】

1. 简述中风、类中风、真中风的概念。

2. 中风闭证与脱证如何鉴别？

3. 中风的辨证要点主要有哪些？

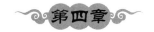

第四章
脾胃系疾病辨析

脾胃系疾病概述

脾主运化，升清，主统血，主肌肉、四肢。胃与脾同属中焦，主受纳、腐熟水谷，以通为用，以降为顺，与脾相表里，共有"后天之本"之称。脾升胃降，是人体气机升降的枢纽。五脏六腑、四肢百骸皆赖脾胃运化水谷以所养。脾胃的病理表现主要是受纳、运化、升降、调摄等功能的异常。脾胃系的病证，临床常见有胃痛（吐酸、嘈杂）、痞满、腹痛、呕吐、呃逆、噎膈、泄泻、痢疾、便秘等。

【 主要病机 】

1.脾失运化　所谓"运化"，是指脾有转输和消化吸收的功能。其具体可分为运化水谷和运化水湿两个方面。运化水谷：指对饮食物的消化和吸收。饮食入胃必须依赖脾的运化，将水谷精微转化为气血津液，转输供养全身。《素问·厥论》说："脾为胃行其津液者也。"若脾失健运，则消化吸收功能失调，出现食欲不振、腹胀便溏、形体消瘦、倦怠无力等症。运化水湿：又称运化水液，指脾将水谷中多余的水分转输到肺肾，通过肺肾的气化功能，化为汗和尿而排泄于体外。若脾之运化失司，就会导致水液内停，形成湿、痰、饮等病理产物，甚至发生水肿。

2.脾不升清　"升"指上升，是脾气运动的特点；"清"是水谷精微和营养物质。所谓"升清"，是指脾能将水谷精微营养物质吸收后上输心肺，濡养脏腑经脉、四肢百骸。若脾虚不能升清，水谷精微失于输化，则气血乏源，产生头昏、神疲、乏力、腹胀、便溏，甚至发生内脏下垂、脱肛等症。

3.胃不受纳、腐熟水谷　胃性宜降，喜润恶燥。若胃受纳、腐熟水谷及通降功能失常，不仅影响食欲，还可因胃气壅滞，而发生胃痛、痞满及大便秘结。

4.胃失和降　若胃气失于和降而上逆，可致嗳气、恶心、呕吐、呃逆等。

【 证治要点 】

1.脾胃同居中焦，以膜相连，互为表里。在生理功能上，脾主运，胃主纳；脾主升，胃主降，两者相辅相成，共同维持人体正常的消化吸收及排泄功能。在病理情况下，脾胃常常同病。一般来说，脾病多虚多寒，胃病多实多热，古人曾概括为"实则阳明，虚则太阴"，即指此意。治疗上应注意"脾宜升则健，胃宜降则和"，以及治脾毋忘调胃，治胃毋忘健脾的原则。

2.脾病多湿，常参入祛湿之法。脾为湿土，喜燥恶湿。湿盛可以导致脾虚，脾虚也可以生湿，往往互为因果。脾虚失运，水湿内留，多属本虚标实之证。本虚为主者，治多健脾，佐以化湿；标实为主者，则应以祛湿为主，兼以运脾。

3.脾病亦可导致气滞。脾失健运，往往影响气机的升降，出现腹胀、纳少等脾气壅阻之证。在治疗中，应配合使用理气消导法，有助于脾的健运。

4.脾胃阴虚，当予滋润。脾虚一般以气虚、阳虚为多，但亦可出现脾阴证。如面白颧红，虚烦，口干，唇红，厌食不饥，或能食而不运，大便干结或泻下如酱，黏滞不爽，腹胀隐痛，口舌生糜，舌干红，苔少无津，脉细数无力等。当予甘润养阴，以参苓白术散、麦门冬汤加减，可适当重用甘草，即"甘守津还"之意。但注意养阴不可过于滋腻，或酌配甘淡实脾之品，如白扁豆、苡仁、白术等。胃喜润而恶燥，故胃病见阴虚特点者，一般宜用甘润养阴为主。若兼有气滞者，当投理气而不伤阴之品，如绿梅花、佛手花、玫瑰花等。如过用香燥，则易耗伤胃阴。

5.脾的病变不但与胃肠有关，和其他脏腑亦有联系。如脾病久而不愈，常可影响其他脏腑，它脏有病亦会影响及脾，常见的有脾胃、脾肾、肝脾、心脾、肺脾同病等，通过治脾或治它脏，均有利于疾病的恢复。

6.胃为阳土，为病多偏于热，治当苦寒泄热；但热甚伤津，胃阴耗损者，应予甘寒养阴。如过用苦寒，则阴津愈伤，热邪愈炽。虚实夹杂，胃热盛而津液伤者，又当于苦寒泄热的同时，佐以顾护胃阴之品。

第一节　胃　痛

【病名本义】

胃痛是指上腹胃脘部近心窝处发生疼痛为主症的病证，亦称"胃脘痛"。据胃痛的临床表现，西医学中的胃及十二指肠溃疡、急慢性胃炎、功能性消化不良、胃痉挛等疾病以上腹胃脘部疼痛为主要症状者，均可参考本节进行辨证论治。

【病名沿革】

《内经》初步阐述了胃痛的病因病机、临床表现及治疗。张仲景将胃脘部的病变称为"心下"，《内经》《伤寒杂病论》对胃痛与心痛、真心痛的区别是明确的，可能因使用了"胃脘当心而痛""心下"等词语形容胃痛，致使后世许多医家把"胃脘痛"与"心痛"混淆。如《备急千金要方·卷十三·心腹痛》中列有"九种心痛"，其中多指胃痛，亦有心痛。本病另有"心胃痛""心脾痛"等多种称谓，或包含于"心痛"中。金元时期李东垣在《兰室秘藏》中首立"胃脘痛"一门，将胃痛作为独立的病证。明·虞传《医学正传·胃脘痛》对胃脘痛与心痛进行了鉴别，"古方九种心痛……详其所由，皆在胃脘，而实不在于心也"。

【病案一】

释某，男，15岁，职员，2006年3月就诊。

主诉：胃痛数年。

现病史：患者常年素食，胃脘疼痛不适多年，时有胃胀，泛酸，食少不多，大便2~3日一行，形瘦。

既往史：体健，否认其他内科疾病史。

体检：苔黄，质偏红，脉小滑兼数。

问题

①患者此次发病的病因病机是什么？

②此次胃痛属于实证还是虚证？

③给出中医诊断的分型和辨证依据。

④给出中医的治法和主方。

辨证分析思路

1.患者素食，以胃痛多年，时有胃胀，泛酸，食少不多，大便2~3日一行，形瘦为典型症状。

2.辨证关键：胃为阳土，喜润恶燥，为五脏六腑之大源，主受纳、腐熟水谷，其气以和降为顺，不宜郁滞。如脾胃素虚、饮食伤胃等皆可引起胃气阻滞，胃失和降而发生胃痛，正所谓"不通则痛"。脾与胃同居中焦，以膜相连，一脏一腑，互为表里，共主升降，故脾病多涉于胃，胃病亦可及于脾。若禀赋不足，后天失调，或饥饱失常，劳倦过度，以及久病正虚不复等，均能引起脾气虚弱，运化失职，气机阻滞而为胃痛。胃痛早期由外邪、饮食所伤者，多为实证；后期常为脾胃虚弱，但往往虚实夹杂，如脾胃虚弱夹湿、夹热等。

3.病因病机分析：患者常年素食，后天失养，脾之化源不足，脾弱湿蕴化热，阻滞胃脘，胃气郁滞，出现胃痛不适。

4.证候分析：肝胃郁热，则胃痛不适、胃脘胀满、泛酸；湿热伤脾，纳运失常，则食少不多，形体消瘦；脾弱气滞，腑气不畅，而致大便秘结；舌苔黄，质偏红，脉小滑兼数为湿热中阻的表现。故本案当辨为脾胃湿热证。

5.立法处方：由上述可见，本案当属脾胃湿热，治宜清热化湿，理气和中。方予连苏饮加减。

藿香10g，苏叶10g，法半夏10g，黄连3g，厚朴5g，炒黄芩10g，全瓜蒌15g，炒枳实15g，陈皮6g，竹茹6g，生姜3g，制香附10g，吴茱萸3g，炒六曲10g，14剂。

处方分析：连苏饮清热化湿，理气和中；左金丸清肝泄热；小陷胸加枳实汤清热化湿开痞；香苏饮理气和胃；橘皮竹茹汤和中降逆。

6.辅助检查：胃镜、上消化道钡餐造影、上腹部B超、幽门螺旋杆菌检查等有助于相关疾病的诊断。

7.转归：患者胃脘痛胀即除，转从健脾益气、清化湿热治疗，标本兼治，去降逆和胃之橘皮竹茹汤，加入四君子汤，病情进一步好转，食欲增加，选方枳实消痞丸消补兼施，令消不伤正，补不碍满，以复脾胃运纳之职。

若久痛不愈，或反复发作，脾胃受损，可由实转虚。因热而痛者，热邪伤阴，可形成阴虚胃痛。热痛日久，过用苦寒或饮食生冷过度，亦可寒化形成寒证，都可致寒热错杂、寒热互结等复杂病机。气滞日久，气病及血，必见血瘀。胃痛日久，或病情加重，可以衍生变证，如胃热炽盛，迫血妄行，可致出血。若脾胃运化失职，湿浊内生，郁而化热，火热内结，三焦壅塞，腹痛剧烈拒按，可导致大汗淋漓，四肢厥逆的厥脱危证。若胃痛日久，正气亏耗，有形之邪聚结，可形成痰瘀壅塞胃脘。

8.病案分析思维流程图

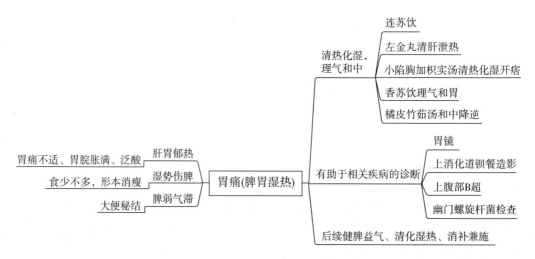

【病案二】

刁某，女，45岁，文员，2017年5月就诊。

主诉： 胃痛反复发作4年，加重2个月。

现病史： 患者4年前无明显诱因出现胃部疼痛难忍、嗳气频作，自行服用"香砂六君丸"1周后无改善，至外院消化科就诊，查电子胃镜提示慢性非萎缩性胃炎伴糜烂，HP（＋）。后予三联疗法杀菌，并予"奥美拉唑"口服。经数疗程治疗后疼痛缓解，此后疼痛时作时止，患者亦未再随诊观察。2个月前因家庭纠纷与丈夫争吵，当即感到胃部疼痛难忍，遂来我院就诊。刻下：胃脘部胀痛难忍，并牵扯至两侧胁肋，嗳气频频，心烦盗汗，口燥咽干，夜寐欠安，纳谷不香，大便秘结，舌质红，苔薄黄，脉细弦。

既往史：有"高血压病"病史，平素遵医嘱服药，血压控制尚可。否认其他慢性疾病病史。

体检：T 36.3 ℃，P 70次/分，R 12次/分，BP 125/80mmHg，神清，精神萎靡，心肺听诊（−），腹部平软，剑突下压痛，肝脾肋下未及，脊柱无压痛，四肢无畸形，肌力、肌张力正常，生理反射存在，病理反射未引出。

辅助检查：^{13}C呼气试验：HP（＋），DOB=19.7

问题

①给出患者的典型症状。

②给出中医的诊断和分型、辨证依据。

③给出中医的治法和主方。

辨证分析思路

1. 患者以胃痛反复发作4年，加重2个月为主诉。

2. 患者中年女性，以胃部胀痛、嗳气为典型症状，且有慢性非萎缩性胃炎病史，C^{13}呼气试验亦提示HP阳性，符合慢性胃炎（急性发作）诊断。

3. 辨证关键：胃痛的辨证要点，以急慢、寒热、虚实、气血为纲。一般来讲，邪气犯胃所致的胃脘痛多为急症胃脘痛，以实证为主。胃痛日久，脏腑失调，胃脘痛反复发作，时轻时重则多为慢性胃脘痛，以虚证为主。凡病程长，痛处喜按，饥时痛著，纳后痛减者，多属虚证；凡病程短痛处拒按，饥时痛轻，纳后痛增者，多属于实证。凡胃脘冷痛，喜热饮食，泛吐清水者，多属寒证；凡胃灼热痛，喜食生冷，泛吐酸水者，多属热证。凡胃胀痛，攻窜胁背者，多属于气滞；而胃痛如刺如割，疼痛持续，痛处不移，入夜痛甚者，多属血瘀。

4. 病因病机分析：忧思恼怒，则气郁伤肝，肝失疏泄，则可横逆犯胃，导致脾失健运，胃失和降，发为胃痛。在本案中，患者因与人争吵，情志恼怒而引发疾病的反复，所以肝郁气滞是本病的主要诱发因素。

5. 证候分析：盗汗，口燥、咽干，夜寐差以及便秘显示患者素体阴虚；肝郁气滞，横逆犯胃则胃脘胀痛，痛连两胁，嗳气频频；气机郁滞，损伤脾胃，导致运化无力，则不思纳谷；肝气犯胃加上素体阴虚，则舌红苔薄黄，脉细弦。上述均符合胃痛之肝气犯胃证的症状表现。

6. 立法处方：由上述可见，本案属肝气犯胃证，治宜疏肝解郁，理气止痛，兼带养阴，方予柴胡疏肝散加减。

柴胡6g，香附6g，白芍15g，川芎10g，郁金6g，陈皮3g，枳壳15g，延胡索6g，旋覆花6g，麦冬12g，生地10g，南、北沙参各10g，甘草4g。

处方分析：本方源自明《医学统旨》，方中柴胡疏肝解郁；香附理气疏肝，郁金行气解郁，川芎活血行气，三药相合，助柴胡以解肝经之郁滞，并增行气活血止痛之效；配合使用延胡索，更加强了理气止痛之功效；陈皮、枳壳理气行滞，白芍、甘草养血柔肝，缓急止痛；旋覆花降胃气，可有效缓解嗳气；更加麦冬、生地及南北沙参养阴益胃。诸药共奏疏肝解郁、理气止痛、兼带养阴之功。

7.辅助检查：血清抗壁细胞抗体（PCA）和内因子抗体（IFA）检查，有助于排除自身免疫性胃炎。幽门螺旋杆菌（HP）的感染被认为与消化性溃疡、慢性胃炎及胃癌等诸多上消化道病变有着密切的联系。因此，HP的查杀对于慢性胃炎的治疗至关重要。^{13}C呼气试验是一种门诊常用的、非侵入性的HP检测手段，其灵敏度和检出率都较高。患者数年前胃镜检出HP阳性后进行了三联疗法杀菌，但本次又检出HP阳性，提示先前根治不彻底或再次感染，故须再次对HP进行根治杀灭。此外，上消化道内镜（电子胃镜）检查及病理活组织检验是诊断包括慢性胃炎在内的诸多上消化道疾患的主要手段。患者数年前在外院检查后至今未随诊复查，建议及早行内镜复查。

8.转归：本病患者经过数疗程中药治疗及2周的三联疗法后，胃痛、嗳气等症状明显改善，复查HP亦呈阴性，但仍需门诊随诊并进行胃镜复查。若后续治疗得当，且病人依从性亦较强，则消退较易，预后良好。但如果失治或治疗失宜，可衍生出变证：如胃热炽盛，迫血妄行，或瘀血阻滞，血不归经，或脾气虚弱不能统血，皆可导致呕血、便血；又或胃痛日久迁延不愈，痰瘀互结，壅塞胃脘，易发为噎膈。

9.病案分析思维流程图

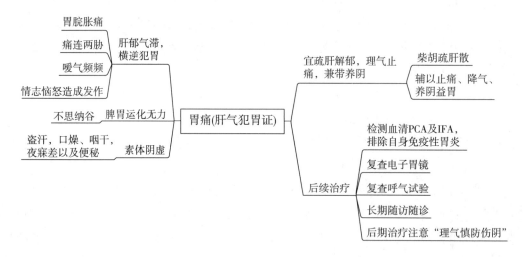

【其他疗法】

（一）中成药

1.**胃苏颗粒**　5g，一次1袋，一日3次。理气消胀，和胃止痛。用于气滞型胃脘痛，症见胃脘胀痛，窜及两胁，得嗳气或矢气则舒，情绪郁怒则加重，胸闷食少，排便不畅及慢性胃炎见上述证候者。

2.**气滞胃痛颗粒**　5g，一次1袋，一日3次。疏肝理气，和胃止痛。用于肝郁气滞，胸痞胀满，胃脘疼痛。

3.养胃舒颗粒 10g，一次1~2袋，一日2次。滋阴养胃。用于慢性胃炎，胃脘灼烧，隐隐作痛。

（二）食疗

1.姜枣桂圆汤 干姜（切薄片）10g，红枣30g，桂圆30g，红糖20g。加水500ml后煎煮15分钟，早晚服用。有温胃调补之功，适用于慢性胃炎、胃神经官能症。

2.羊芪糯枣温胃粥 将新鲜羊肉200g煮烂切细，加入黄芪10g、糯米100g、大枣（切细）10枚，姜5g，煮粥，待粥煮熟后加入适量细盐、味精、胡椒粉。适宜胃溃疡、慢性胃炎、四肢怯冷、胃痛等。

【预防调护】

（一）预防

1.要养成良好的饮食规律和习惯，忌暴饮暴食，饥饱无常；忌长期饮食生冷、醇酒、炙煿等物；忌过用苦寒、燥热伤胃的药物。

2.保持精神愉快，性情开朗，避免忧思恼怒等情志内伤。

3.要劳逸结合，起居有常，避免外邪内侵。

（二）护理

患病后饮食以少食多餐、清淡易于消化为宜，避免进食浓茶、咖啡和辛辣食物，必要时进流质或半流质饮食。

【要点概括】

（一）病因病机概括

胃痛的病因较为广泛和复杂，主要有外邪犯胃、饮食不节、情志失调、脾胃素虚及药物损害等。以胃气郁滞、失于和降、不通则痛为基本病机，其病位在胃，与肝、脾相关。病理因素以气滞为主，并见食积、寒凝、热郁、湿阻、血瘀等。

（二）辨证要点

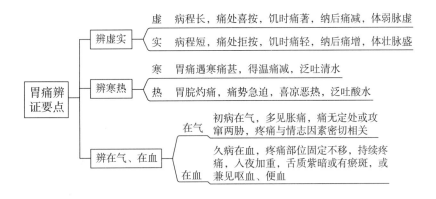

（三）基本辨证分型及治疗

表3-1　胃痛的基本辨证分型及治疗主方

分型	主症	治法	主方
寒邪客胃证	胃痛暴作，拘急冷痛，恶寒喜暖，得温痛减，遇寒加重，口不渴，喜热饮，有感寒或食冷病史，舌苔薄白，脉弦紧	温胃散寒，理气止痛	香苏散合良附丸
肝气犯胃证	胃脘胀痛，或攻撑窜动，牵引背胁，遇怫郁烦恼则痛作或痛甚，嗳气、矢气则痛舒，胸闷叹息，大便不畅，舌苔薄白，脉弦	疏肝理气，和胃止痛	柴胡疏肝散加减
饮食伤胃证	胃脘疼痛，胀满拒按，嗳腐吞酸，或呕吐不消化食物，其味腐臭，吐后痛减，不思饮食，大便不爽，得矢气及便后稍舒，有暴饮暴食病史，舌苔厚腻，脉滑	消食导滞，和中止痛	保和丸加减
脾胃湿热证	胃脘灼痛，吐酸嘈杂，脘痞腹胀，纳呆恶心，口渴不欲饮水，小便黄，大便不畅，舌红，苔黄腻，脉滑数	清化热湿，理气和胃	清中汤加减
瘀血停胃证	胃脘刺痛，痛有定处，按之痛甚，疼痛延久屡发，食后加剧，入夜尤甚，甚或出现黑便或呕血。舌质紫暗，或有瘀点瘀斑，脉涩	化瘀通络，理气和胃	失笑散合丹参饮加减
胃阴不足证	胃脘隐隐灼痛，有时嘈杂似饥，或似饥而不欲食，口干咽燥，大便干结，舌红少津，脉弦细无力	养阴益胃，和中止痛	一贯煎合芍药甘草
脾胃虚寒证	胃脘隐痛，绵绵不休，空腹痛甚，得食则缓，喜温喜按，劳累或受凉后发作或加重，泛吐清水，食少纳呆，大便溏薄，神疲倦怠，四肢不温，舌淡苔白，脉虚缓无力	温中健脾，和胃止痛	黄芪建中汤加减

【临证备要】

（一）治肝可以安胃

肝胃失调所致胃痛十分常见，主要有以下情况：一为疏泄太过，木旺克土，治疗以抑肝气、泻肝火为主，并重视酸甘之品以敛肝、缓肝的运用；二为疏泄不及，木郁土壅，治疗宜用辛散之品，疏肝理气；三为脾胃亏虚，土虚木乘，通过健脾益气、益养胃阴以培土，酌配酸敛以抑肝。而辛开苦降以泄肝安胃止痛则在胃痛肝胃失调证候的治疗中有广泛的应用。治肝诸法在应用时应相互配合，疏敛有度，补泻适宜，方合肝脾疏运之性。患者在接受药物治疗的同时，还必须怡情适怀，方能达到预期效果。

（二）注意"忌刚用柔"

理气和胃止痛为治疗胃痛的大法，但久用辛香理气之剂易耗阴伤气，尤其肝胃郁热、胃阴不足患者，治疗时辛香热燥、苦寒清热的药物不宜多用，以免损伤胃气，耗伤胃阴，宜"忌刚用柔"。如治疗胃阴不足证，应在养阴清热基础上疏肝调气，如用沙参、麦冬、玉竹、石斛、山药等甘凉濡润之品以养阴清热；用乌梅、木瓜、白芍、山楂、甘草等酸甘之品以养阴柔肝；用玫瑰花、佛手、绿萼梅、香橼等辛平之品以疏肝调气。

【名老中医验方选粹】

1. **魏雅君寒痛散**　九香虫9g，砂仁、木香、檀香、甘草各3g。共研细末，分成9包，每服1包，日3次。用于寒滞作痛，神经性胃痛，肝胃气痛。消化性溃疡疼痛剧烈，遇寒而作，制川乌6g，肉桂3g，乳香9g，九香虫9g，高良姜3g。

2. **孙咸茂益中活血汤**　黄芪30g，肉桂8g，吴茱萸10g，丹参15g，乳香8g，没药8g，生蒲黄15g，三棱10g，莪术10g，川芎12g，乌药10g。功效：温中散寒，理气活血，消肿生肌。用于慢性萎缩性胃炎。

【思考题】

1. 试述胃痛的病因病机。
2. 胃痛的辨证要点有哪些？
3. 治疗胃痛的基本法则是什么？具体治法有哪些？

第二节　呕　吐

【病名本义】

呕吐又名吐逆，是指食物或痰涎等由胃中上逆而出的病证。古人云："有声有物谓之'呕'；有声无物谓之'吐'；有声有物谓之'哕'；只吐涎沫谓之'吐涎'。"由于临床上呕与吐常兼见，难以截然分开，故合称为呕吐。呕吐可见于多种西医疾病，如急性胃炎、肝炎、胰腺炎、胆囊炎、某些急性传染病或颅脑疾患等，当上述疾病表现为以呕吐为主症时，均可参照本篇有关辨证论治内容。

【病名沿革】

呕吐的病名和证治皆渊源于《内经》，《素问·至真要大论》云"诸呕吐酸，……皆属于热""诸逆冲上，皆属于火"，解释了火邪上逆为患，可致呕吐。但其病因并不仅此一端，《素问·举痛论》云"寒气客于肠胃，厥逆上出，故痛而呕也"，又如《素问·脉解篇》云"所谓食则呕者，物盛满而溢，故呕也"。诸如此类，进一步解释了寒邪内扰、饮食不节等导致呕吐的成因。后世医家则承《内经》要旨，进一步丰富了呕吐的诊疗经验。如张仲景在《伤寒论》及《金匮要论》中对呕吐的病因、证候、治则、方药等论述详尽，为后世之宗；孙思邈、陈无择、朱丹溪等诸家各有发挥；张景岳则将呕吐分为虚实两候，自成体系。

【病案】

孔某某，女，23岁，学生，2013年8月就诊。

主诉： 恶心呕吐2天。

现病史： 患者前日家庭聚会，晚餐后外出散步，即感胃脘痞胀，胸膈满闷如塞，时时泛恶，返家后呕吐1次，吐出胃内容物，量较多，未作任何处理。翌晨起床后仍恶心频作，头昏、乏力，困倦，脘腹胀满不欲食，勉强进食少量牛奶、鸡蛋、馒头后，呕吐又作，甚则饮水亦吐，全天呕吐6次，吐出食物残渣及酸苦水。到附近医院急诊，经输液及应用抗生素后，病情稍有缓解，今日已呕吐2次，量不多。稍感恶寒，不发热，口干苦不欲饮，虽困乏但难以入寐，寐中易醒，大便正常，今日未行，小便黄赤短少，舌偏红，苔白腻罩黄，脉细滑。

既往史： 既往常有胃痛，2011年12月查胃镜示慢性胃炎，HP（＋），已服三联杀菌。

体检： T 36.9 ℃，P 88次/分，R 16次/分，BP 90/60mmHg，神清，精神萎靡，心肺听诊（－），腹部平软，无明显压痛、反跳痛，肝脾肋下未及，脊柱无压痛，四肢无畸形，肌力、肌张力正常，生理反射存在，病理反射未引出。

辅助检查： 血常规：WBC：7.6×10^9/L；NE%：75%；LY%：17%。

问题

①给出患者的典型症状。

②给出中医的诊断和分型、辨证依据。

③给出中医的治法和主方。

辨证分析思路

1. 患者以恶心呕吐2天为主诉。

2. 患者青年女性，以胃部胀闷、恶心呕吐为典型症状，且白细胞计数增高、中性粒细胞比例增高、淋巴细胞比例降低，符合急性胃炎诊断。

3. 辨证关键：呕吐的辨证应首先辨虚实，明·张景岳在《景岳全书·呕吐》篇中指出："呕吐一证，最当详辨虚实。实者有邪，去其邪则愈；虚者无邪，则全由胃气之虚也。"如此将本病分为虚实两大类的分类方法，提纲挈领，对后世的影响很大。一般病程短、病势急、吐物量多或伴寒热表证者为实证，病程长、病势缓、吐物较少或伴神倦乏力，脉弱等症者为虚证。实证当辨外感内伤，虚证呕吐当辨阳虚阴虚。此外，还可根据呕吐物的性状来加以区分：如呕吐物为清水或米泔水样多为寒证，吐出物黄稠而黏或酸臭味苦多为热证，吐出清水白沫量少或干呕无物为虚证，吐出物酸腐量多、气味难闻多为食积，吐出痰浊涎沫多为痰饮等。

4. 病因病机分析：夏令酷暑之季，天之暑热下迫，地之湿气上蒸，人在气交之中，每易因热贪凉，感受暑湿秽浊，内蕴于中焦脾胃；加之炎暑季节，脾胃运化功能本就薄弱，极易因饮食不当伤及胃腑，发为本病。

5. 证候分析：湿浊中阻，气机不利则胸脘满闷如塞；胃失和降，浊气上逆则呕吐、恶心频作；邪食交阻，郁而化热则吐酸苦水，口干口苦；湿热中阻，津不上承则表现为口干不欲饮；湿困脾胃，运化无力则脘腹作胀，不思纳谷；邪郁肌表，营卫不和，清阳不升造成困倦，乏力，头昏，恶寒；湿热下注膀胱则小便黄赤短少；胃不和则卧不安，造成患者难以入寐，寐中易醒；湿浊化热则表现为舌偏红，苔白腻罩黄，脉滑。上述均符合呕吐之外邪（暑湿）犯胃的症状表现。

6. 立法处方：由上述可见，本案属外邪（暑湿）犯胃证，治宜清暑化湿，和胃降逆，方予藿香正气散合黄连香薷饮加减。

藿香10g，苏叶、梗各10g，姜半夏10g，陈皮6g，黄连3g，银花15g，竹茹6g，炒苍、白术各10g，茯苓12g，香薷10g，厚朴10g，六一散（包煎）15g。

处方分析：本方源自宋《太平惠民和剂局方》，方中藿香、紫苏（叶、梗）、香薷芳香化浊，散寒疏表；姜半夏、陈皮、竹茹降逆和胃止呕；苍术、厚朴燥湿除满，行气导滞；炒白术、茯苓化湿健脾；黄连、金银花、六一散（滑石、甘草）清热利湿解暑。以上诸药共奏清暑化湿、和胃降逆之功。

7. 辅助检查：血常规检查是最基本的血液检验，白细胞计数增高、中性粒细胞比例增高、淋巴细胞比例降低符合感染的表现。要排除其他疾病，需加做电子胃镜等辅助检查。

8. 转归：本病为实证呕吐中之外邪（暑湿）犯胃证，并非凶险大证，一个疗程结束后已自愈。但如果失治或治疗失宜，造成呕吐日久，缠绵不愈，使得脾胃受损，气阴耗伤，则有可能转为虚证呕吐。

9. 病案分析思维流程图

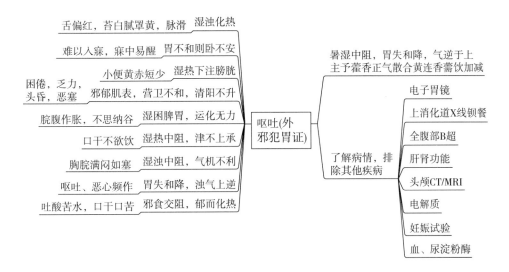

【其他疗法】

（一）中成药

1. 保和丸　消食和胃，清热利湿。口服每次1丸，每日3次，适用于饮食积滞、呕恶腹泻、脘腹胀满者。

2. 藿香正气软胶囊 解表祛暑，化湿和中。口服每次 2~4 粒（0.45g/粒），每日 2 次，适用于外感风寒、内伤湿滞所致的泄泻、呕吐、腹痛脘满者。

3. 玉枢丹 解毒止呕。口服每次 0.6~1.5g，每日 2 次，吐止停服。用于感受暑湿时邪，秽浊之气，忽然呕吐者。

4. 香砂养胃丸 理气和胃。口服每次 6~9g，每日 2 次，适用于肝胃不和、食少纳呆、呕吐清水者。

（二）食疗

1. 生姜嚼服 源自《千金方》，适用于干呕吐逆不止。

2. 蔗汁温服 源自《肘后备急方》，适用于干呕不止，每次半升，每日 3 次，入姜汁效更佳。

（三）外治法

1. 生姜、半夏各等份，共炒热，布包，熨胃脘、脐中及脐下等处，可温化痰饮，和胃止呕，适用于胃寒呕吐。

2. 酒炒白芍 9g、胡椒 15g、葱白 60g，将白芍、胡椒共研为末，葱白与上药共捣成膏状，贴于上脘，每日 1 次，主治寒湿呕吐。

（四）针灸疗法

主穴取内关、中脘，配穴取足三里、公孙、丰隆、阳陵泉、肝俞、脾俞、隐白。针法：先针主穴，中等强度刺激手法，宜留针。如食滞呕吐加针公孙、足三里，痰多加刺丰隆，肝逆犯胃刺阳陵泉、肝俞、脾俞。灸法：脾胃虚寒宜灸隐白、脾俞。

【预防调护】

（一）预防

1. 养成良好的生活习惯，起居有常，注意冷暖，避免外邪入侵。
2. 节制饮食，避免暴饮暴食，讲究饮食卫生。
3. 加强身体锻炼，注意劳逸结合，保持心情舒畅，避免精神刺激。

（二）护理

1. 饮食调摄 饮食宜清淡、易消化，少食多餐，避免进食粗糙及煎炸类食物。急性呕吐者可禁食，胃气来复后予素半流质饮食。

2. 服药方法 以少量多频次服用为佳，药汁可浓煎。过快过多服药常可导致将所服药液吐出。

3. 日常起居 适当休息，呕吐不止者当卧床休息，并密切观察病情变化，注意患者寒温适宜。

【要点概括】

（一）病因病机概括

本病的主要病变部位在于胃，而和肝、脾二脏有密切的联系。胃主受纳水谷，其气下行，以和降为顺，若为外邪、饮食所伤导致胃不受纳，和降失常，气逆于上则可使得胃内容物从口中吐出；脾与胃相表里，若脾阳虚衰或饮食所伤等造成脾失健运、饮食不化，或水谷不归正化，聚湿成痰为饮，停蓄于胃，则会使得胃失和降而呕吐；而若情志不畅导致肝气郁结甚则化火，则易横逆犯胃，导致胃气上逆而呕吐。

（二）辨证要点

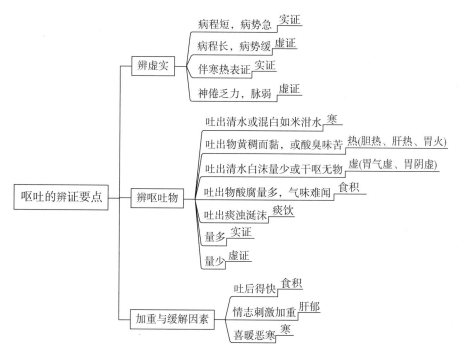

（三）基本辨证分型及治疗

表3-2　呕吐的基本辨证分型及治疗主方

分型	主症	治法	主方
外邪犯胃证	突然呕吐，起病急骤，如感受寒邪则兼见恶寒发热，头痛无汗，舌苔薄白，脉浮紧；感受风热则兼见发热恶风，头痛自汗，舌红苔薄黄，脉浮数；感受暑湿则兼见发热汗出，心烦口渴，舌红苔黄腻，脉濡数	疏解表邪，和胃降逆	风寒犯胃：藿香正气散；风热犯胃：银翘散；暑湿犯胃：新加香薷饮
饮食停积证	呕吐酸腐，脘腹胀满，嗳气厌食，腹痛，吐后得舒，便溏或结，苔厚腻，脉滑	消食导滞，和胃降逆	保和丸
痰饮内阻证	呕吐清水痰涎，胃脘胀闷，不思饮食，头眩心悸，舌苔白腻，脉滑	温中化饮，和胃降逆	小半夏汤合苓桂术甘汤

分型	主症	治法	主方
肝气犯胃证	呕吐吞酸，嗳气频作，胸胁胀满，舌红苔薄腻，脉弦	疏肝理气，和胃降逆	四七汤
脾胃虚寒证	食多则吐，时作时止，胃纳不佳，食入难化，胸脘痞闷，口感不欲饮，面白少华，倦怠乏力，喜暖恶寒，甚则四肢不温，大便溏薄，舌淡苔薄白，脉细弱	温中健脾，和胃降逆	理中汤或六君子汤
胃阴不足证	呕吐反复但量不多，或时作干呕，恶心，口燥咽干，饥不思食，胃脘部有嘈杂感，舌红津少，苔少，脉细数	养阴润燥，降逆止呕	麦门冬汤

【临证备要】

（一）审证求因，避免见吐止吐

呕吐的治疗应注意病因，不可机械性地见吐止吐。呕吐既是病态，又是去除胃中病邪的一种反应。如遇伤食、停饮积痰，或吞毒时，应因势利导，给予探吐，以祛除病邪。故对因这些原因所导致的欲吐不能或吐而未净者，不能止其吐。

（二）中西医结合治疗

在呕吐的治疗中，审因论治固然重要，但临床上亦应当结合西医学的检查手段，找出原发病，拟定治疗方案，结合西医的一些治疗手段对症下药，方能收效迅速。如暴吐不止或吐泻交作者，可导致大量体液丢失、酸碱平衡失调及电解质紊乱，因此在使用中药治疗的同时，亦当对体液进行补充并调节电解质及酸碱平衡。中西医结合治疗呕吐不仅可以提高疗效，亦有助于对疾病的清晰判断，不至贻误病情。

【名老中医验方选粹】

王金茂经验方　伏龙肝60g，代赭石（先煎）30g，半夏10g，竹茹10g，茵陈10g，枳壳10g，木香6g，生麦芽20g，山药30g，鸡内金10g，每剂以伏龙肝60g布包煎20分钟代水，后下诸药煎煮浓缩至300ml药液。功效：疏肝解郁，降逆止呕。主治神经性呕吐肝气郁结证。

【思考题】

1. 呕吐的临床表现有哪些？

2. 呕吐应如何辨证论治？

3. 诊治呕吐常用的辅助检查手段主要有哪些？

第三节　呃　逆

【病名本义】

呃逆是指胃气上逆动膈，以气逆上冲，喉间呃呃连声，声短而频，难以自制为主要表现的病证。本病相当于西医学中的单纯性膈肌痉挛，而其他疾病如胃肠神经官能症、胸腹腔肿瘤、肝硬化晚期、脑血管病、尿毒症及胸腹手术后等所引起的膈肌痉挛之呃逆，均可参考本节辨证论治。

【病名沿革】

《内经》无呃逆之名，其记载的"哕"即指本病，如《素问·宣明五气篇》曰"胃为气逆，为哕"。本病证在宋代还称为"哕"，如宋代陈无择在《三因极一病证方论·哕逆论证》中说"大率胃实即噎，胃虚则哕，此由胃中虚，膈上热，故哕"，指出呃逆与膈相关。元代朱丹溪始称之为"呃逆"。明代张景岳进一步把呃逆病名确定下来，并澄清了一些混乱称谓，《景岳全书·呃逆》说："哕者，呃逆也，非咳逆也；咳逆者，咳嗽之甚者也，非呃逆也；干呕者，无物之吐，即呕也，非哕也。噫者，饱食之息，即嗳气也，非咳逆也。后人但以此为鉴，则异说之疑，可尽释矣。"

【病案】

董某，女，69岁，1985年9月就诊。

主诉： 呃逆9月。

现病史： 患者年初即呃逆，喉间呃呃连声，昼夜不止，两胁胀满，脘腹不舒，纳食欠佳。前医曾用丁香柿蒂散加减治之，服药多帖亦未能除。时止时发，夜坐不得卧，寝食俱劣。

既往史： 体健，否认其他内科疾病史。

体检： 舌淡红，苔薄白，脉沉弦。

问题

①患者此次发病的病因病机是什么？

②此次呃逆属于实证还是虚证？

③给出中医诊断的分型和辨证依据。

④给出中医的治法和主方。

辨证分析思路

1.患者以喉间呃呃连声，昼夜不止，夜坐不得卧，寝食俱劣，两胁胀满，脘腹不舒，纳食欠佳为典型症状。

2.辨证关键：呃逆有虚实之分，实证多为寒凝、火郁、气滞、痰阻，胃失和降；虚证每由脾肾阳虚，或胃阴耗损等正虚气逆所致。但亦有虚实夹杂并见者。

3.病因病机分析：本案患者年初即呃逆，喉间呃呃连声，昼夜不止，当属实证。肝主疏泄，胃主降浊。如情志不畅，肝气郁结，升发太过，横逆犯胃，胃气夹膈气上逆而致呃。或脾失健运，痰饮食浊内停，胃气被遏，气逆动膈，均成呃逆。

4.证候分析：肝气郁滞，横逆犯胃，胃气上逆，则情怀不畅，两胁胀满，脘腹不舒，纳食欠佳；气逆上冲，则喉间呃呃连声，昼夜不止；气逆痰阻，则夜坐不得卧，寝食俱劣；舌淡红，苔薄白，脉沉弦，故本案当辨为气机郁滞证。

5.立法处方：由上述可见，本案当属肝郁气滞，胃失和降，气逆上冲，治宜疏肝解郁，降逆和胃。方予旋覆代赭汤合二陈汤加减。

旋覆花12g，代赭石15g，厚朴花12g，法半夏10g，沉香曲10g，茯苓12g，陈皮12g，川楝子12g，白蒺藜10g，刀豆30g，青皮10g，炒谷稻芽各10g，7剂。

处方分析：旋覆代赭汤降逆化痰、益气和胃，用于胃气虚弱、痰浊内阻者，见有心下痞硬，噫气不除，或反胃呕逆，吐涎沫。旋覆花性温而能下气消痰，降逆止呃；代赭石质重而沉降，善镇冲逆；合二陈汤燥湿化痰，理气和中；川楝子、白蒺藜、厚朴花、沉香曲疏肝理气，和胃化湿；炒谷稻芽健脾开胃。

6.辅助检查：血生化、胸腹部X线、CT、胃镜检查有助于本病的诊断。

7.转归：肝郁日久化火，易于损阴耗液，转为胃阴亏虚证。气郁为病者，亦能伤及脾胃，转为脾胃虚弱证。气滞日久成瘀，瘀血内结，致胃中气机不畅，胃气上逆，出现胸胁刺痛，久呃不止，可用血府逐瘀汤活血化瘀。

8.病案分析思维流程图

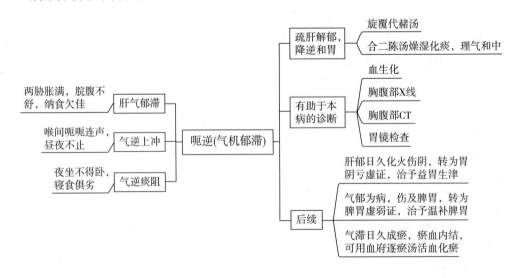

【其他疗法】

(一)中成药

1.宽胸舒气化滞丸　每丸重6g，口服，一次1～2丸，一日2次。舒气宽中，消积化滞。用于肝胃不和、气郁结滞引起的两胁胀满，呃逆积滞，胃脘刺痛，积聚痞块，大便秘结。注意：孕妇忌服。

2.紫蔻丸　炼蜜为丸，2钱重，蜡皮封。每服1丸，每日早、晚用姜汤送下。健胃助消化。用于胃弱，食欲不振，食后闷满，嗳气不舒，颜面黄瘦，或暴饮暴食，呃逆脘闷，恶心呕吐，嘈杂吞酸，消化不良，气滞胃痛。

3.沉香舒气丸　每丸重3g，口服，一次2丸，一日2～3次。舒气化郁，和胃止痛。用于肝郁气滞、肝胃不和引起的胃脘胀痛，两胁胀疼痛或刺痛，烦躁易怒呕吐吞酸，呃逆嗳气，嘈杂，不思饮食。注意：孕妇忌服。

(二)食疗

1.刀豆生姜饮　带壳老刀豆50g，生姜10g，红糖20g；将刀豆、生姜用水煎20～30分钟，去渣取汁加红糖，放温即可食用，每天1～2次。刀豆含丰富蛋白质，可补肾壮腰、温中健脾；生姜温中散寒；红糖益胃。三者合为温中散寒和胃，适用于胃寒型呃逆。

2.黑木耳拌糖醋　黑木耳50g，糖20g，醋少许。先将黑木耳放入醋中浸泡10小时，再上笼蒸1小时，加入冰糖即可，每晚睡前服用。木耳为健康食品，有滋养心肾之阴、清热泻火的作用；醋能软坚、平胃降逆，加冰糖合为清热泻火、降逆止呃，适用于胃火型呃逆。

3.山药枸杞粥　山药100g，枸杞子20g，粳米100g。将山药，枸杞子、粳米淘洗干净入锅同煮致熟烂，放温即可食用。山药健脾益肾，可增强人体免疫功能，枸杞子滋阴补肝肾，粳米和胃，三者共为健脾益肾，适用于脾肾阴虚型呃逆。

【预防调护】

(一)预防

1.平时应注意舒畅情志，避免不良情志刺激。

2.饮食不可吞咽过猛，进食时避免恼怒，忌过食生冷辛辣之品。

3.要适寒温，避免外邪侵袭。

(二)护理

1.既病之后应避免情绪紧张，转移注意力。

2.饮食宜清淡；生活起居有节。

3.久病重病出现呃逆，应严密观察病情变化。

【要点概括】

（一）病因病机概括

呃逆多由饮食不节、情志不遂、正气亏虚等所致。胃失和降，膈间气机不利，气逆动膈是呃逆的主要病机。上述病因引起胃失和降，气逆于上，循手太阴之脉上动于膈，膈间之气不利，气逆上冲咽喉，致喉间呃呃连声，不能自制。呃逆病位在膈，病变脏腑关键在胃，且常与肺、肾、肝、脾有关。病理性质有虚实之分。病机转化决定于病邪性质和正气强弱。

（二）辨证要点

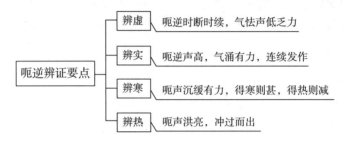

呃逆辨证要点：
- 辨虚——呃逆时断时续，气怯声低乏力
- 辨实——呃逆声高，气涌有力，连续发作
- 辨寒——呃声沉缓有力，得寒则甚，得热则减
- 辨热——呃声洪亮，冲过而出

（三）基本辨证分型及治疗

表3-3　呃逆的基本辨证分型及治疗主方

分型	主症	治法	主方
胃寒气逆证	呃声沉缓有力，胸膈及胃脘不舒，得热则减，遇寒更甚，进食减少，喜食热饮，口淡不渴，舌苔白润，脉迟缓	温中散寒，降逆止呃	丁香散加减
胃火上逆证	呃声洪亮有力，冲逆而出，口臭烦渴，多喜冷饮，脘腹满闷，大便秘结，小便短赤，苔黄燥，脉滑数	清胃泄热，降逆止呃	竹叶石膏汤加减
气机郁滞证	呃逆连声，常因情志不畅而诱发或加重，胸胁满闷，脘腹胀满，嗳气纳减，肠鸣矢气，苔薄白，脉弦	顺气解郁，和胃降逆	五磨饮子加减
脾胃阳虚证	呃声低长无力，气不得续，泛吐清水，脘腹不舒，喜温喜按，面色㿠白，手足不温，食少乏力，大便溏薄，舌质淡，苔薄白，脉细弱	温补脾胃，降逆止呃	理中丸加减
胃阴不足证	呃声短促而不得续，口干咽燥，烦躁不安，不思饮食，或食后饱胀，大便干结，舌质红，苔少而干，脉细数	养胃生津，降逆止呃	益胃汤合橘皮竹茹汤加减

【临证备要】

（一）临证应辨病情轻重

呃逆一证在诊断时首先应分清是生理现象，还是疾病状态。若一时性气逆而作呃，无持续或反复发作者，属生理现象，可不药而愈。若呃逆持续或反复发作，难以自制，为呃

逆病证，需要治疗。久病重病出现呃逆，是为"败呃"，提示病情严重，预后不良。

（二）重视针灸等其他疗法的使用

呃逆可使用或配合使用针灸疗法，如针刺足三里、中脘、膈俞、内关等穴，亦能取得良效。另外，穴位按压、取嚏等对于轻症患者亦能取效。

【名老中医验方选粹】

1. 周铭心化瘀汤　桃仁10g，红花6g，当归10g，川芎10g，赤芍10g，旋覆花5g，姜半夏10g，陈皮6g，代赭石20g。频服，饮不拘时服。祛瘀化痰。用于恼怒气郁而生痰浊，痰阻血流而成瘀，痰瘀互结，胃气上逆动膈而成的呃逆。

2. 李振华香砂温中汤　白术10g，茯苓15g，橘红10g，半夏10g，木香6g，砂仁8g，厚朴10g，枳实10g，佛手10g，藿香15g，丁香5g，柿蒂15g，焦山楂12g，焦麦芽12g，焦神曲12g，甘草3g，生姜5片。3剂，水煎服，一天1剂。可温中健脾，和胃降逆。用于慢性胃炎急性发作的脾胃虚寒、痰湿中阻证。嘱患者畅情志，忌食生冷油腻之品。

【思考题】

1. 如何正确理解呃逆的病位和基本病机？
2. 如何区别生理性呃逆和病理性呃逆？
3. 呃逆胃中寒冷证和脾胃阳虚证证治方药分别是什么？

第四节　泄　泻

【病名本义】

泄泻是以排便次数增多，粪便稀溏，甚至泻出如水样为主症的病证，多由脾胃运化功能失职，湿邪内盛所致。泄者，泄漏之意，大便稀溏，时作时止，病势较缓；泻者，倾泻之意，大便如水倾注而直下，病势较急。故以大便溏薄势缓者为泄，大便清稀如水而直下者为泻。本病证是一种常见的脾胃肠病证，一年四季均可发生，但以夏秋两季为多见。西医学中急性肠炎、慢性肠炎、胃肠功能紊乱、腹泻型肠易激综合征、肠结核等肠道疾病，以腹泻为主要表现者，均可参考本篇辨证论治。其他疾病伴见泄泻者，除治疗原发疾病外，在辨治方面亦可与本篇联系互参。

【病名沿革】

历代医籍对本病论述甚详，名称亦颇多，《内经》始称为"泄"，如"濡泄""洞泄""飧泄""注泄"及"溏糜""鹜溏"等。汉唐以前，泻与痢混称，如《难经》将泻分为五种，其中胃泄、脾泄、大肠泄属泄泻，而小肠泄、大瘕泄属痢疾。《伤寒论》中概称为下利。直至隋·巢元方《诸病源候论》首次提出泻与痢分论，列诸泻候、诸痢候，其下再细论证候特点。亦有根据病因或病机而称为"暑泄""寒泄""酒泄"者等，名称虽多，但都不离"泄泻"二字。至宋代以后统称为"泄泻"。

【病案】

刘某，女，58岁，职员，2004年11月就诊。

主诉： 腹泻1月。

现病史： 近1月来腹泻又作，大便日行2～3次，泄下稀便，大便急迫，肛门疼痛不显，但右上腹及背后疼痛明显，伴有口苦口干，纳谷一般，厌油腻食物，寐差多梦。

既往史： 患者1997年底行胆囊摘除手术，术后腹泻反复不愈至今2年。否认其他内科疾病史。

体检： 腹平软；舌苔黄薄腻，质红，脉细弦。

问题

①患者此次发病的病因病机是什么？

②此次泄泻属于暴泻还是久泻？

③给出中医诊断的分型和辨证依据。

④给出中医的治法和主方。

辨证分析思路

1.患者胆囊摘除术后腹泻反复不愈2年，以近月来腹泻又作，泄下稀便，大便急迫，右上腹及背后疼痛明显，口苦口干，厌油腻食物为典型症状。

2.辨证关键：泄泻有暴泻、久泻之分。急性暴泻多属实证，慢性久泻多属虚证。急性暴泻以湿盛为主，多因湿盛伤脾，或食滞生湿，壅滞中焦，脾不能运，脾胃不和，水谷清浊不分所致，病属实证。慢性久泻以脾虚为主，多由脾虚健运无权，水谷不化精微，湿浊内生，混杂而下，发生泄泻。其他如肝气乘脾，或肾阳虚衰所引起的泄泻，也多在脾虚的基础上产生的，病属虚证或虚实夹杂证。脾失运化，可造成脾虚，而湿盛又可影响脾胃运化。故脾虚与湿盛常相互影响，互为因果。

3.病因病机分析：本案患者1997年底行胆囊摘除手术，术后腹泻反复不愈，至今2年，当属久泻。患者或恣食肥甘辛辣，致湿热内蕴，导致脾胃运化失职，升降失调，清浊不分；或忧郁恼怒，精神紧张，易致肝失疏泄，木郁不达，横逆犯脾；或忧思伤脾，土虚木乘，使脾失健运，遂成本病。肝胆疏泄失常，湿热内蕴，则常致肝木乘土，肝脾失调，表现为腹泻反复。

4.证候分析：肝胆疏泄失常，横逆乘脾，失其健运，则大便日行2～3次，泄下稀便，大便急迫；肝失疏泄，则右上腹及背后疼痛明显，伴有口苦口干；湿热内蕴，则纳谷一般，厌油腻食物；舌苔黄薄腻，质红，脉细弦为肝脾不调的表现。故本案当辨为肝脾不调、湿热内蕴证。

5.立法处方：由上述可见，本案当属肝脾不调、湿热内蕴，治宜疏肝理脾，清利湿热。方予柴胡疏肝散加减。

醋柴胡6g，赤芍10g，白芍10g，制香附10g，青皮6g，陈皮6g，片姜黄10g，九香虫5g，炒延胡索10g，苍耳草15g，乌梅肉5g，黄连4g，吴茱萸2g，炮姜炭3g，焦楂曲各10g，7剂。

处方分析：柴胡疏肝散化裁以疏肝理气，左金丸以泻火开郁，加片姜黄、九香虫、炒延胡索以行气活血止痛，乌梅、炮姜炭合左金丸有仿乌梅丸之意，寒热并用，安中理脾。

6.辅助检查：大便常规、肠镜、X线检查、腹部B超、CT、血糖、肾功能检查有助于本病的诊断。

7.转归：日久脾病及肾，肾阳亏虚，脾失温煦，不能腐熟水谷，可致命门火衰之五更泄泻。病久邪入血分，而有络瘀之象。久泻不止，不可分利太过，以免重伤阴液。

8.病案分析思维流程图

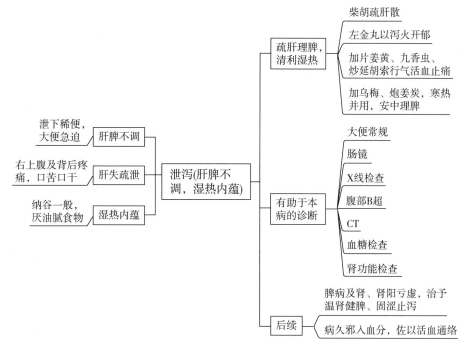

【其他疗法】

（一）中成药

1.**参苓白术丸** 每100粒重6g。口服。一次6g，一日3次。健脾、益气。用于体倦乏力，食少便溏。

2.**人参健脾丸** 大蜜丸每丸重6g，一次2丸，一日2次。健脾益气，和胃止泻。用于脾胃虚弱所致的饮食不化，脘闷嘈杂，恶心呕吐，腹痛便溏，不思饮食，体弱倦怠。

3.补脾益肠丸 水蜜丸口服，一次6g，一日3次。补中益气，健脾和胃，涩肠止泻。用于治疗腹泻腹痛，腹胀肠鸣，黏液血便或阳虚便秘等症。用药禁忌是孕妇忌服，儿童禁用，感冒发热者忌服。

（二）食疗

1.扁豆山药羹 炒扁豆、怀山药各60g。洗净，加水适量，煮成羹状，加适量糖服食。每日1剂，连食数日，直至病愈。本方有健脾益气、化湿止泻的功效，适用于急性肠道感染恢复期，纳少乏力、时有便溏的患者。

2.姜糖饮 鲜姜15g或干姜6g，红糖30g。姜打碎或切细，加入红糖，用开水冲1碗温服。每日1~2次，泻止为度。本方有温中祛寒、解痛止泻之功，适于腹部受寒或过食生冷而致大便溏泻、臭味不堪、腹痛喜温的寒泻者。

3.马齿苋汤 鲜马齿苋250g，洗干净，放锅里水煎，分数次饮服。每日1剂，连饮3~7天。可清热祛湿，解毒止泄。适于肠道感染所致的发热、腹痛等。

【预防调护】

（一）预防
1.加强锻炼，增强体质，使脾气旺盛，则不易受邪。
2.加强食品卫生及饮用水的管理，防止污染。
3.饮食应有节制，不暴饮暴食，不吃腐败变质的食物，不喝生水，生吃瓜果要洗净，养成饭前便后洗手的习惯。
4.生活起居应有规律，防止外邪侵袭，夏季切勿因热贪凉，尤应注意腹部保暖，避免感邪。

（二）护理
1.泄泻病人应给予流质或半流质饮食，饮食宜新鲜、清淡，易于消化而富有营养，忌食辛辣炙煿、肥甘厚味。
2.急性暴泻易伤津耗气，可予淡盐汤、米粥等以养胃生津。
3.肝气乘脾之泄泻患者，应注意调畅情志，尽量消除紧张情绪，尤忌怒时进食。

【要点概括】

（一）病因病机概括
泄泻的致病原因有感受外邪，饮食所伤，情志失调及脏腑虚弱等，主要病机是脾病湿盛，脾胃运化功能失调，肠道分清泌浊、传导功能失司。病理因素主要是湿，湿为阴邪，易困脾阳，脾受湿困，则运化不健。但可夹寒、夹热、夹滞。病理性质急性暴泻多属实证，慢性久泻多属虚证。急性暴泻以湿盛为主，慢性久泻以脾虚为主，其他如肝气乘脾，或肾阳虚衰所引起的泄泻，也多在脾虚的基础上产生的，病属虚证或虚实夹杂证。

（二）辨证要点

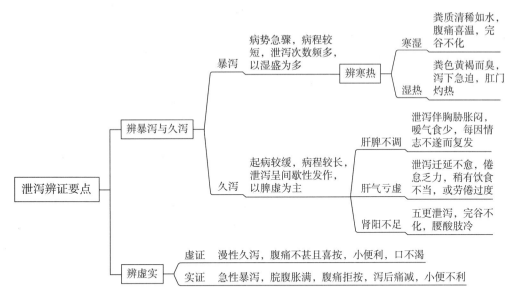

（三）基本辨证分型及治疗

表3-4 泄泻的基本辨证分型及治疗主方

	分型	主症	治法	主方
暴泻	寒湿泄泻证	泻下清稀，甚至如水样，有时如鹜溏，腹痛肠鸣，脘闷食少，或兼有恶寒发热，鼻塞头痛，肢体酸痛。苔薄白或白腻，脉濡缓	芳香化湿，疏表散寒	藿香正气散
	湿热泄泻证	腹痛即泻，泻下急迫，或泻而不爽，粪色黄褐而臭，烦热口渴，小便短赤，肛门灼热。舌质红，苔黄腻，脉濡数或滑数	清热燥湿，分利止泻	葛根芩连汤
	食滞肠胃证	腹痛肠鸣，泻后痛减，泻下粪便臭如败卵，夹有不消化之物，脘腹痞满，嗳腐酸臭，不思饮食。舌苔垢浊或厚腻，脉滑大	消食导滞	保和丸
久泻	脾胃虚弱证	大便时溏时泻，反复发作，稍有饮食不慎，大便次数即增多，夹见水谷不化，饮食减少，脘腹胀闷不舒，面色少华，肢倦乏力。舌质淡，苔白，脉细弱	健脾益气，渗湿止泻	参苓白术散
	肝气乘脾证	肠鸣攻痛，腹痛即泻，泻后痛缓，每因抑郁恼怒或情绪紧张而诱发，平素多有胸胁胀闷，嗳气食少，矢气频作。舌苔薄白或薄腻，脉细弦	抑肝扶脾	痛泻要方
	肾阳虚衰证	每于黎明之前，脐腹作痛，继则肠鸣而泻，完谷不化，泻后则安，形寒肢冷，腹部喜暖，腰膝酸软。舌质淡，苔白，脉沉细	温肾健脾，涩肠止泻	四神丸

【临证备要】

（一）"风药"的临床运用

脾气不升是慢性泄泻的主要病机之一。风药轻扬升散，同气相召，脾气上升，运化乃健，泄泻可止。湿是形成泄泻的病理因素之一，湿见风则干，风药具有燥湿之性。湿邪已祛，脾运得复，清气上升，泄泻自止。风药尚具有促进肝之阳气升发的作用，肝气升发条达，疏泄乃治。从西医学观点来看，风药尚有抗过敏作用，而慢性泄泻者多与结肠过敏有关，故而效之。临床常用药有藿香、葛根、荆芥、防风、桔梗、白芷、藁本、升麻、柴胡、蝉蜕、羌活等。方剂可选藿香正气散、荆防败毒散、羌活胜湿汤等，如运用得当，效果明显。

（二）虚实夹杂者，寒热并用

慢性泄泻纯虚纯实者少，虚实夹杂者多。脾虚与湿盛是本病的两个主要方面。脾气虚弱，清阳不升，运化失常则生飨泄，治疗可用参苓白术散、理中汤等；若脾虚生湿，或外邪内侵，引动内湿，则虚中夹实，治当辨其湿邪夹热与夹寒之不同，临床一般以肠腑湿热最为常见，治疗当理中清肠，寒热并用，药当加用败酱草、红藤、黄柏、猪苓、茯苓等；寒湿偏重者则用苍术、厚朴、肉桂、陈皮、白术等。

【名老中医验方选粹】

1. **刘玉坤六神丸** 人参15g，白术15g，炮姜10g，细辛2.5g，吴茱萸10g，补骨脂25g。加减：腰痛重者加杜仲、菟丝子；泄泻重加芡实、肉豆蔻。治疗本病，着重强调脾与肾，方用六神汤温脾土，补命火，绝其阴寒内生之源，复其脾土命火之阳，使水得正化，元气得复，大肠自固，其泻可止。治疗五更泻。

2. **路志正乌梅败酱方** 乌梅12~15g，败酱草12g，黄连4.5~6g，木香（后下）9g，当归10g，炒白芍12~15g，炒枳实10g，太子参12g，炒白术10g，茯苓15g，葛根12g，炙甘草6g，水煎服，日1剂。功用：清热化湿，调气行血，健脾抑肝。适用于慢性非特异性结肠炎。

【思考题】

1. 试述泄泻的辨证要点和治疗原则。
2. 外感泄泻和内伤泄泻发病机制有何不同？
3. 如何理解和应用李中梓的"治泻九法"？

第五节 痢 疾

【病名本义】

痢疾是以大便次数增多、腹痛、里急后重、痢下赤白黏冻或脓液粘血为主症的病证。

主要因湿热或疫毒外侵而引起，亦可因七情内伤或食入秽浊，积滞肠中，传导失常所致，发病与人体正气强弱及所感病邪有关。西医疾病中如急慢性细菌性痢疾、阿米巴痢、溃疡性结肠炎、克罗恩病、过敏性结肠炎、肠癌等，凡出现类似痢疾的临床表现者，均可参照本篇内容辨证论治。

【病名沿革】

早在《内经》中就有了对痢疾的相关记载，称本病为"肠澼""赤沃"，并对本病的病因病机及临床特点等做了简要的描述；汉·张仲景在《伤寒论·辨厥阴病脉证并治第十二》中称本病为"下利"；晋·葛洪在《肘后备急方》中称本病为"痢"；隋·巢元方《诸病源候论·痢病源候》中记载了赤白痢、脓血痢、休息痢等二十一候；唐·孙思邈《千金方·脾脏下》称本病为"滞下"，立"冷痢""热痢""疳湿痢""小儿痢"四论，用方一百零二首；而痢疾的病名到了宋代才被正式提出，并一直沿用至今：严用和在《济生方·痢疾论治》中云"今之所谓痢疾者，古所谓滞下是也"。

【病案】

患者Lanz，女，54岁，瑞士苏黎世人，家庭主妇，就诊日期：2010年6月15日。

主诉：脓血便反复发作30余年，加重2个月。

现病史：患者自年轻时即大便溏烂，或夹少量黏液脓血，日2~4次，严重时7~8次或更多，伴腹痛，矢气频多，奇臭。曾查结肠镜诊断为"溃疡性结肠炎"，长期使用激素（可的松）和美沙拉嗪治疗，病情未能控制，时轻时重，反复发作。2月前因家庭问题，心情不悦，抑郁饮酒，病情加重，住院治疗，由西医请求会诊。刻下：大便日行十余次，量少，臭秽，夹脓血黏液，排便不尽感明显，伴左下腹疼痛窘迫，矢气亦臭，不发热，胃纳一般，不敢多食，形体消瘦，面色少华，口干饮水不多，舌红，舌体瘦小，苔薄黄腻，脉细弦滑。

既往史：7年前因左上肺病变行左上肺叶部分肺段切除术；经绝3年。

体检：T 37.3 ℃，P 80次/分，R 15次/分，BP 130/85mmHg，神清，精神萎靡，心肺听诊（－），左下腹压痛、无反跳痛，肝脾肋下未及，脊柱无压痛，四肢无畸形，肌力、肌张力正常，生理反射存在，病理反射未引出。

辅助检查：血常规：WBC 10.2×10^9/L，Hb 80g/L；ESR 25mm/h；CRP 9.6mg/L。

问题

①给出患者的典型症状。

②给出中医的诊断和分型、辨证依据。

③给出中医的治法和主方。

辨证分析思路

1.患者以脓血便反复发作30余年，加重2个月。

2.患者中年女性，以腹痛，大便次数增多、溏烂并夹黏液脓血，里急后重为主症。近期查白细胞总数增高，血红蛋白含量减少，血沉增快，C反应蛋白升高，且早年有结肠镜诊断支持，结合症状体征，符合溃疡性结肠炎（活动期）的表现。

3.辨证关键：痢疾的辨证中，对痢色和邪正盛衰的辨析是十分重要的。一般来说，下利色泽往往随着疾病性质的变化而变化，如白而滑脱者为虚寒，白而为脓者则属热，痢下赤色或纯血鲜红者，一般属热、属火、属血，痢下赤白相间者亦有赤多白少和赤少白多之别，前者属热而后可属寒，痢下紫黑色一般属瘀血，若紫暗而稀薄则为阳虚，痢下色焦黑浓厚大臭者属火，痢下黄色深而臭秽者为热，痢下五色相杂为湿毒甚盛，脓血黏稠难下者或属热，或属燥，或属阴虚。而邪正盛衰则与本病的预后有密切关联，重点在于观察其邪毒是否炽盛，胃气是否衰败，阴液是否枯竭，阳气是否虚脱等。

4.病因病机分析：基础病因：正气耗伤无可否认。①慢性泻痢30余年，久泻久痢脾胃之气必损；②7年前左上肺叶部分切除，肺之气阴亦伤，脾肺母子相生，肺虚耗夺脾气以自养，脾气更虚。

诱发因素：①情志不畅。因家庭问题，情绪不佳，抑郁不欢，肝病乘脾，肝脾不调。②酒食不当。因郁而饮酒，未加节制，酒性辛热，湿热内蕴肠腑，传导失司，气血壅滞不通，之络受伤，化为脓血。久泻久痢，脾虚不运，湿热留恋未尽，复因酒食不当，邪食阻于大肠，肠腑传导失常，气血壅滞，肠道脂膜和血络受伤，化为脓血。本虚标实，以标实为急。

5.证候分析：久病脾虚，运化不力，水谷不化，清浊不分，从而导致大便溏烂30余年，反复发作；湿热熏灼肠道，脂络受伤，气滞血瘀，化为脓血则便中夹黏液脓血，量少臭秽；湿热壅滞肠中，气机不畅则自觉腹痛，里急后重；肝郁不达，肝脾不调，食不得化，宿滞内停则肛门矢气频多，气味臭秽；肺脾气虚，气血化源不足，无以充养形体故而形体消瘦，面色少华；虽脾虚失运，但胃气尚可故胃纳一般，不敢多食；阴虚内热，津液不足，无以上承则口干饮水不多，舌红，舌体瘦小，脉细滑；湿热与食滞交阻则苔薄黄腻，脉滑。

6.立法处方：由上述可见，本案属湿热蕴结证，然而患者本虚标实，目前处于疾病活动期，应以标实为主、为急，虽有气阴两虚，但整体状态尚可，胃气未有衰败，故治疗应以着眼于祛邪为主。治宜清肠化湿，调气和血，消食导滞，佐以健脾益气养阴。方予芍药汤加减。

生大黄8g，黄连3g，黄芩10g，厚朴8g，炒枳实10g，木香5g，党参10g，赤芍10g，白芍20g，地榆炭15g，玄参15g，生地15g，莱菔子15g，合欢皮10g，炙甘草5g（颗粒剂）。

处方分析：本方源自金·张元素《保命集》，方中黄连、黄芩、大黄清肠解毒；赤芍、白芍、地榆炭养血活血，凉血止血；木香、枳实、厚朴、莱菔子行气导滞；党参补脾益气；玄参、生地养阴生津。以上诸药共奏清肠化湿、调气和血、消食导滞、健脾益气养阴之功。

7.辅助检查：血常规中白细胞数目增加、血沉加快、C反应蛋白增高均提示疾病处于活动期。结肠镜检是本病诊断的金标准。90%～95%患者直肠和乙状结肠受累，因此事实上通过纤维乙状结肠镜检即可明确诊断。镜检中可看到充血、水肿的黏膜，脆而易出血。在进展性病例中可看到溃疡，周围有隆起的肉芽组织和水肿的黏膜，貌似息肉样，或可称为假息肉形成。还可以行自身抗体检查、X线钡剂灌肠等检查辅助诊断。

8.转归：本案患者服用数个疗程后，腹痛减轻，每日大便次数逐渐减少，便中黏液脓血也有明显好转。后续患者应注意情绪上保持乐观，配合药物治疗，争取尽快走出抑郁状态。跟踪观察，保持随访，防止疾病发生变化。中医药继续调治，应先予祛邪，待湿热积滞等邪实的病理因素祛除后，再予善后。该患者需要较长期的综合调治，健脾益气，养阴清肠，扶正祛邪。方可选参苓白术散、六君子汤合香连丸、黄芩汤、保和丸等加减。有条件者，可配合中药保留灌肠治疗。

9.病案分析思维流程图

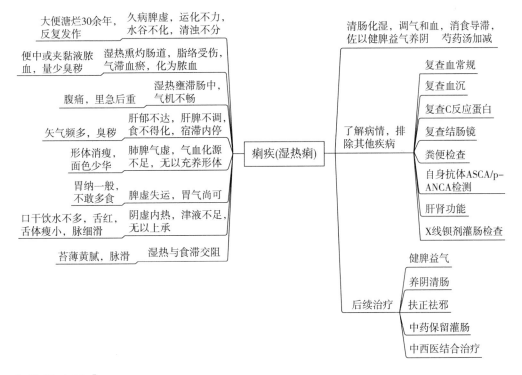

【其他疗法】

（一）中成药

1.香连丸　清湿热、化滞，止痢。口服每次3~6g，每日1~2次，适用于湿热内滞大肠引起的下痢赤白脓血相杂、腹痛、里急后重者。

2.固本益肠片　健脾温肾，涩肠止泻。口服每次8片，每日3次，适用于脾虚或脾肾阳虚所致的久泻久痢、急慢性腹泻、慢性结肠炎。

（二）单、验方

1. **地锦草合剂**　地锦草250g，加水1500ml，煎至1000ml，滤出药液后药渣中再加水1000ml，煎至500ml，合并上述两液，浓缩为1000ml，冷却后加入樟脑酊20ml，每次服用100ml，每日3次。

2. **银蒜茶合剂**　紫皮大蒜1000g，茶叶1200g，银花320g，甘草120g。大蒜去皮、绞碎后加入少许冷水，用纱布挤其汁；茶叶用2000ml沸水浸泡半小时，过滤其汁；甘草、银花加水1600ml，用瓦罐以文火煎煮，浓缩到800ml，以纱布过滤。将上三液混合，加入适量白糖或红糖及开水，配置成4000ml待用。成人每次服用20ml，每日3次，连续3~7天。

3. **痢疾散**　当归6g，净硼砂9g，朱砂6g，沉香6g，丁香6g，甘草6g，生大黄6g，巴豆霜3g，广木香6g。上药共研为末待用，每次以生姜1片，泡汤吞服0.6g，每日1~2次。

（三）外治法

1. **急性痢疾**　白头翁15g，黄柏、黄连各10g，煎水200ml，保留灌肠，每日1次，连续3~7天。

2. **急慢性痢疾**　10%大蒜浸出液100~200ml，保留灌肠，每日1次，连续7天。

（四）针灸疗法

主穴取天枢、气海、水分；或取足三里、上巨虚。用泻法，留针30分钟。

【预防调护】

（一）预防

1.养成良好的生活习惯，注意饮食卫生，不食生冷不洁及变质之物，不宜过饮酒醴、过食肥甘。

2.顺应季节气候变化保摄身体，纳凉取暖有度。

3.加强身体锻炼，注意劳逸结合，保持心情舒畅。

4.夏秋季节食用生蒜瓣，对本病有一定的预防作用。

（二）护理

1. **患者隔离**　细菌性痢疾患者应进行床边隔离。

2. **饮食调摄**　急性期应禁食或食用素半流质或全流质食物，注意补充水电解质，保持酸碱平衡，待病情稳定后，仍以清淡饮食为宜，忌食油腻荤腥之物。

3. **服药方法**　以少量多频次服用为佳。

4. **日常起居**　急性期患者当卧床休息，并密切观察病情变化，尤其观察患者排便次数的多少，粪便的性状，有无脓血、黏液、臭味等，注意患者寒温适宜。

【要点概括】

（一）病因病机概括

本病的主要病变部位在于肠，而和脾胃有密切的联系。因感受时邪，导致肠道传导失司；或饮食不节，导致湿热蕴结，大肠之气机阻滞，或脾虚不运，水湿内停，壅塞肠中；或七情内伤造成肝气犯脾，气滞血涩，或脾失健运，饮食不化，日久胶结；或久泻久痢，脾肾受损，最终使得肠道气机不通，气血壅滞，肠络受损，腐败化为脓血而成痢。

（二）辨证要点

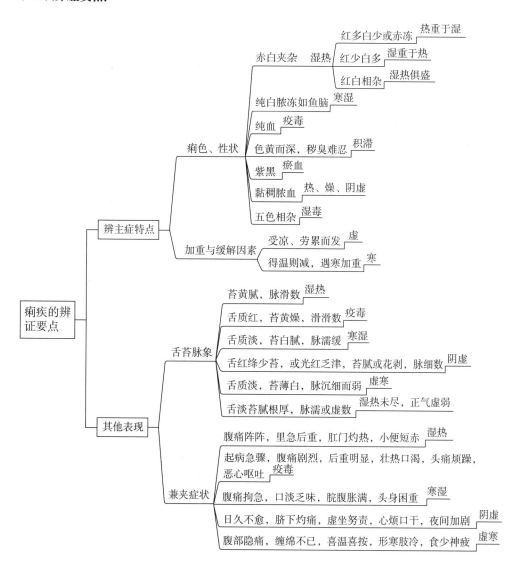

（三）基本辨证分型及治疗

表3-5　痢疾的基本辨证分型及治疗主方

分型	主症	治法	主方
湿热痢	腹痛，里急后重，下痢赤白色，黏稠气臭，肛门灼热，小便短赤；或恶寒发热，头痛身困。舌红苔黄腻，脉滑数	清肠化湿，调气和血	芍药汤
疫毒痢	发热急骤，口渴喜冷饮，头痛烦躁甚则昏迷痉厥，痢下脓血鲜紫夹杂，腐臭难闻，腹痛剧烈，里急后重，肛门灼热。舌质红，苔黄腻或黄燥，脉滑数	清热凉血，解毒清肠	白头翁汤
噤口痢	下痢频频，恶心呕吐或食入即吐，胸脘痞闷，精神疲乏，舌红苔黄腻少津，脉濡数	清热解毒，和胃降逆	开噤散
寒湿痢	痢下赤白黏冻，白多赤少，甚则为白色黏液，腹部胀痛，里急后重，头身困重，胸脘痞闷，纳谷不香，口黏不渴，舌淡苔白腻，脉濡缓	温中燥湿，散寒导滞	胃苓汤
阴虚痢	痢久迁延不愈，泻下赤白夹杂或脓血黏稠如冻，量少难出，脐腹灼痛，里急后重，形体消瘦，心中烦热或午后低热，体倦乏力，口渴喜冷饮，舌红而干或有裂纹，少苔，脉细数	养阴和营，清肠化湿	清化饮
虚寒痢	痢久不愈，痢下稀薄，夹有白冻或呈暗紫色，里急后重甚则滑泻难禁、脱肛，腹部隐痛，形寒肢冷，食少神疲，口淡不渴，舌淡苔薄白，脉细数	温补脾肾，收涩固脱	真人养脏汤
休息痢	时作时止，日久难愈，发作时里急后重，大便夹有白冻或呈酱赤色，舌淡苔腻，脉濡缓；缓解期倦怠，怕冷，嗜睡，纳谷不香，食后作胀，腰腹冷痛，舌淡苔薄白，脉细弦或细弱	发作期：温中清肠，调气化滞；缓解期：调理脾胃	发作期：连理汤；缓解期：香砂六君子汤

【临证备要】

（一）治疗痢疾当以祛邪为首要

痢之为病，外邪内犯，湿热内蕴，血败肉腐，其病位在肠，应以通为用，导滞通腑，行气和血，所谓"痢无止法""无积不成痢，痢先当头下"。如兼夹有表证者，宜宣散表邪，鼓邪外出，即"逆流挽舟"之意。而痢疾不论寒热、俱当以清肠化湿贯穿始终。热证佐以运脾升清之品，寒证佐以温阳暖脾，理气行血之药。

（二）注重调和气血

痢疾为肠腑气血同病，患者临床常见腹痛腹胀，即便是到了疾病后期也难以缓解，此多是因为气滞血瘀所致。故当使用行气导滞、凉血活血的药物进行治疗。行气可使用陈皮、木香、枳壳、香附、佛手等平和之品，以防损伤正气；而和血则多使用槐花、地榆、三七、郁金、当归、赤芍等凉血止血、活血祛瘀之品。

【名老中医验方选粹】

1.**蒲辅周加味连理汤**　当归9g，白芍10g，阿胶（烊化）6g，干姜6g，党参6g，炒白术10g，炙甘草6g，黄连9g，茯苓12g。功效：滋阴清热，清肠化湿。治疗阴虚痢久，暗耗阴血，温热未尽者。

2.邓来送加味中和丸 党参6g，甘草6g，白术12g，茯苓10g，陈皮10g，当归10g，川芎4g，白芍15g，黄芪12g，车前子（包煎）10g，泽泻10g，猪苓10g，黄连6g，干姜10g，诃子肉6g，肉豆蔻6g，神曲10g，麦芽10g。功效：扶正祛邪，清肠止痢。主治慢性痢疾。

【思考题】

1. 中医痢疾主要包括了哪些西医疾病？
2. 痢疾和泄泻当如何鉴别？
3. 为何治疗痢疾忌利小便？

第六节　便　秘

【病名本义】

便秘又称"大便难""后不利""脾约""肠结"等，是指大便排出困难，粪质干燥坚硬、秘结不通，艰涩不畅，排便次数减少或排便时间延长，或虽有便意但排便无力，粪便不干却难以排出的病证。多由大肠积热，或气滞、或寒凝、或阴阳气血亏虚造成大肠传导功能失常所致。西医学中功能性便秘、便秘型肠易激综合征，各种原因引起的肠黏膜应激能力减弱，或直肠、肛周疾病，神经性疾病，慢性消耗性疾病，内分泌代谢疾病，结缔组织病，药物、心理作用等出现便秘的临床表现时，均可参照本篇辨证论治。

【病名沿革】

《内经》称呼便秘为"后不利""大便难"，《素问·厥论》云"太阴之厥，则腹胀后不利"，《素问·至真要大论》云"太阴司天，湿淫所胜……大便难"。东汉·张仲景称便秘为"脾约""闭""阴结""阳结"，认为其病与寒、热、气滞有关。隋·巢元方《诸病源候论·大便难候》云"大便难者，由五脏不调，阴阳偏有虚实，谓三焦不和则冷热并结故也"，指出了便秘的病因有很多。元·朱丹溪《丹溪心法·燥结》云"燥结血少不能润泽，理宜养阴"，指出了便秘的病因是血虚。明·李中梓《医宗必读·大便不通》指出治疗便秘不可妄用攻下治法。清·陈士铎在《石室秘录·大便秘结》中则认为便秘的发病与肺有关。

【病案】

万某，女，39岁，教师，2015年6月就诊。

主诉：便秘十余年，加重5天。

现病史：患者十余年前无明显诱因出现排便困难，至外院门诊就诊，行电子肠镜检查未见明显异常，予"开塞露"纳肛。后患者未再系统治疗，期间病情反复，时轻时重，排便困难时自行在家使用"开塞露"，平素亦间断服用中成药"麻仁丸"。十数年来病情迁延不愈，造成患者本人生活上的诸多不便，亦带来了较重的心理负担，5日前因感情纠纷与人争执后至今大便未下，遂至我院就诊。刻下：大便干结，排出困难，矢气较多，腹部痞闷，隐痛连连，胸胁胀闷，时有喘咳，息粗气憋，咯痰较少，舌淡红，苔薄白，脉弦。

既往史：有慢性支气管炎病史。

体检：T 36.5℃，P 70次/分，R 18次/分，BP 140/85mmHg，神清，精神可，双肺呼吸音减弱，右肺可闻及干啰音，下腹部压痛，肝脾肋下未及。双侧肩、膝关节、左侧腕关节及手指压痛（+）。四肢无畸形，肌力、肌张力正常，生理反射存在，病理反射未引出。

辅助检查：大便常规（-）。

问题

①给出患者的典型症状。

②给出中医的诊断和分型、辨证依据。

③给出中医的治法和主方。

辨证分析思路

1.患者以便秘十余年为主诉。

2.患者以多大便干结、难以排出为典型症状，且大便常规及电子肠镜检查未见明显异常，符合功能性便秘诊断。

3.辨证关键：便秘在古医籍中常以冷、热、实、风、湿等辨证，明·张景岳基于"立名太烦，又不确据，不得其要，而徒增疑惑"（出自《景岳全书·秘结》），而将便秘依照"有火"及"无火"分为"阳结""阴结"二端。近代则多将虚实作为对便秘进行辨证论治的关键。实证便秘按照寒热邪实可分为为积热、寒凝、气滞、血瘀及食积五大证型，而虚证则可分为阴虚、阳虚及血虚三类证型。

4.病因病机分析：本病案中，患者因与他人产生争执而导致情志不畅，气郁不达，肝失条达，气机阻滞，肝木侮土，胃肠失和，大肠气机不畅则发为便秘。故而情志不畅、气郁不达是本案的诱发因素。

5.证候分析：气滞留于内，则胸胁满闷，脘腹胀痛；气郁化火，浊气不降，大肠气机不畅，传导不利，则大便干结难下；腑气不通，则矢气连连，排便不畅；气机不畅，肺金肃降失司，胸中气满，则喘咳频频，息粗气憋；苔薄白，脉弦则均为气滞之象。上述均符合便秘之气机郁滞证的表现。

6.立法处方：由上述可见，本案当属便秘之气机郁滞证，治宜顺气导滞，润肠通便，佐以降气平喘，方予六磨汤加减。

木香9g，乌药9g，沉香9g，厚朴10g，枳实10g，制大黄6g，苏子12g，杏仁9g，莱菔子15g，郁李仁12g，玄参15g，麦冬15g，甘草6g

处方分析：本方源自元·危亦林《世医得效方》，方中木香调气，乌药顺气，沉香、苏子降气，制大黄、厚朴、莱菔子及枳实理气行滞，杏仁、苏子开肺平喘、润肠通便，玄参、麦冬滋阴生津，郁李仁润肠通便，甘草调和诸药。上药共奏顺气导滞、润肠通便、降气平喘之功。

7.辅助检查：对于便秘患者，常规的辅助检查主要是直肠指检、全腹部CT或平片及电子肠镜检查等。直肠指检有助于快速发现直肠、肛周的一些疾患，如直肠癌、肛门狭窄、痔、肛裂等。考虑肠梗阻等病变造成的便秘则可以通过全腹部平片或CT来进行筛查。电子肠镜对肠道的探查最为直观有效，还可进行病理活组织采样。本案患者属于功能性便秘，多年前查电子肠镜未发现明显异常，本次查大便常规也未发现阳性指标，考虑到距离上次肠镜检查已有十数年时间，建议本次进行复查。

8.转归：本案患者经过数个疗程的治疗后，大便难解明显好转，干结的粪质亦逐步软化，目前大便1~2日一行，复查电子肠镜亦未发现异常。肺为华盖，主一身之气，与大肠相表里，其肃降与大肠的传导息息相关。患者有多年慢性支气管炎病史，肺气郁闭亦可导致大肠传导迟缓，后期在调理时还应注意宣肺、润肺。

9.病案分析思维流程图

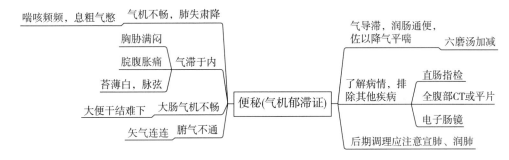

【其他疗法】

（一）中成药

1.**麻仁润肠丸**　润肠泻热，行气通便。口服每次1~2丸，每日2次。适用于肠胃积热，胸腹胀满，大便秘结者。

2.**六味安消胶囊**　和胃健脾，导滞消积，活血止痛。口服每次1.5~3g，每日2~3次。适用于胃脘胀满，消化不良，热结便秘者。

3.**枳术丸**　健脾行气。口服，每次1袋，每日2次。适用于便秘脾虚气滞者。

4.**苁蓉通便口服液**　滋阴补肾，润肠通便。口服每次10~20ml，每日1次。适用于中老年人及病、产后等虚性便秘。

（二）食疗

黑芝麻、胡桃肉、松子仁等份，研细，稍加白蜜冲服，每日2次。

（三）单、验方

1. 玄参、麦冬各50g，生地50~100g，水煎煮25~30分钟，每日1剂，分2~3次服用，连服3日为一个疗程。

2. 当归、肉苁蓉各20g，开水浸泡代茶饮。

3. 生白术粉10g，冲服，一日3次

4. 枳实10g，火麻仁30g。水煎服每日1~2次。

（四）针灸治疗

1. **体针** 热秘：泻大肠俞、足三里、天枢、合谷、曲池，补照海、支沟。冷秘：补大肠俞、肾俞、支沟、照海，灸关元、神阙、气海。气秘：泻中脘、行间、大敦、足三里，补支沟、太白。气虚血弱：补脾俞、胃俞、气海、足三里。

2. **穴位埋线** 取上巨虚、大肠俞、天枢，或配足三里、三阴交。用一次性埋线针将2cm长的医用羊肠线垂直植入上述穴位内，每隔15~30天可重复埋线一次。

（五）外治法

1. **熨脐法** 大葱125g，捣烂做成饼状，外敷脐部，外面以热水袋熨葱饼上，适用于冷秘。

2. **敷脐法** 皮硝9g，加水溶解，再加皂角末1.5g，调敷脐部。适用于热秘。

【预防调护】

（一）预防

1. 注意合理膳食，避免过食辛辣厚味，或酒茶无度，亦不可多食生冷，宜多食粗纤维的粗粮、蔬菜及水果。

2. 按时如厕，养成定时大便的习惯。

3. 平素注意生活调摄，避免久坐久卧，加强锻炼，保持心情舒畅。

（二）护理

1. **排便体位** 便秘多发生于老人，排便时亦使用座式便器，以防临厕久蹲，用力努挣而致虚脱或急性心脑血管事件。

2. **药物干预** 排便困难者可予甘油栓等外用药物纳入肛中，使大便易于排出。

3. **功能锻炼** 积极参加力所能及的体育锻炼，增加户外活动时间。

【要点概括】

（一）病因病机概括

本病的病位在于大肠，系由于大肠传导功能失常所致，但与肺、肝、脾、肾的关系亦非常密切。肺与大肠相表里，肺之燥热移于大肠，则大肠传导失司而成便秘；脾主运化，脾虚运化失常，则糟粕内停，大便难行；肝主疏泄，肝气不舒，气机壅滞，或气郁化火，进而伤津，使得肠道失去润滑，大便难下；肾主水，司二便，肾精亏耗，则肠津涩少，肾阳不足，命门火衰则可导致阴寒凝结，大肠传导失司而为便秘。

（二）辨证要点

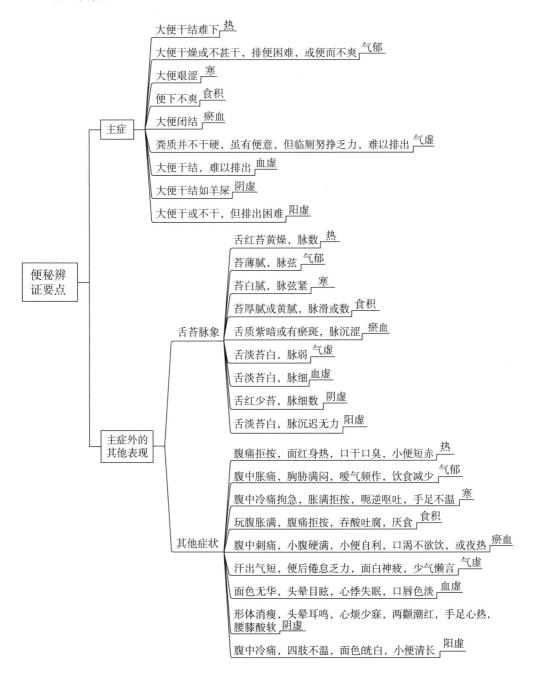

（三）基本辨证分型及治疗

表3-6 便秘的基本辨证分型及治疗主方

分型	主症	治法	主方
肠胃积热	大便干结，小便短赤，面红心烦，或有身热，脘腹胀痛，口干口臭，舌红苔黄燥，脉滑数	清热润肠	麻子仁丸
气机郁滞	排便困难，大便干结或不干，肠鸣矢气，嗳气频作，胁腹痞闷胀痛，苔薄腻，脉弦	顺气导滞	六磨汤
阴寒积滞	大便艰涩，腹痛拘急，胀满拒按，手足不温，呃逆呕吐，苔白腻，脉弦紧	温里散寒，通便止痛	温脾汤合半硫丸
食积肠道	大便秘结，或便下不爽，脘腹胀满，腹痛拒按，吞酸吐腐，厌食，舌苔厚腻或黄腻，脉滑或数	消食导滞	木香槟榔丸
瘀血停滞	大便闭，腹中时时刺痛，小腹硬满，小便自利，口渴不欲饮，或夜热，舌质紫暗瘀斑，脉沉涩	化瘀通便	桃仁承气汤
气虚秘	大便干或不干，虽有便意而临厕努挣乏力，难于排出，挣则汗出气短，便后疲乏，平素面白神疲，肢倦懒言，舌淡嫩，苔白，脉弱	益气健脾，润肠通便	黄芪汤
血虚秘	大便干结，面色淡白无华，心悸健忘，头晕目眩，唇舌淡白，脉细	养血润燥	润肠丸
阴虚秘	形体消瘦，大便干结如羊屎状，或见颧红，耳鸣眩晕，心悸怔忡，腰膝酸软，舌红少苔，脉细数	滋阴补肾	增液汤
阳虚秘	大便干或不干，排出困难，小便清长，面色㿠白，手足不温，腹中冷痛或腰膝酸冷，舌淡苔白，脉沉迟	温阳通便	济川煎

【临证备要】

（一）便秘的中西医结合治疗思路

功能性便秘常由结肠传输功能失调和/或直肠出口梗阻引起，与饮食、生活习惯及情绪心理等因素有关，其病程一般较长。选择正确的生活方式，养成良好的生活习惯，在此基础上灵活运用中医辨证论治理论及与西药相结合的治疗，一般都能缓解痛苦，进而达到治疗的目的。而对非手术治疗无效的顽固性便秘，也可采用手术治疗，只要适应证选择恰当，效果较好。如归于结肠慢传输性便秘的部分肠短切除术、直肠前突修补术、直肠内套叠切除术等在临床上都有较广泛的应用。

（二）攻下药物在治疗便秘中的使用

泻下药物多作用峻猛，或具有一定毒性，易伤及正气及脾胃，故使用的过程中应注意中病即止。现代药理学证明长时间使用蒽醌类泻药可导致结肠病变。如番泻叶及其果实的主要活性成分番泻叶苷，可被大肠杆菌及其他大肠菌种分解成大黄酸蒽酮，而后者在结构上与丹蒽醌相似，有肝毒性。类似的还有大黄，本身即含有大黄蒽醌酮。有报道称长期服用番泻叶和其他植物性泻药的患者易发生肥大性骨关节病，或排便增加使体液流失引起离子丢失而造成代谢紊乱。

【名老中医验方选粹】

陆永昌经验方　肉苁蓉15~24g，熟地12~18g，当归9~15g，郁李仁9~15g，黑芝麻9~15g，胡桃仁6~9g，炒枳壳4.5~6g，玉竹9~12g，知母6~9g，砂仁3~6g。水煎，每日分2次服用。

【思考题】

1.便秘的临床表现有哪些？

2.老年性便秘的证治有哪些特点？

3.便秘常用的辅助检查手段有哪些？

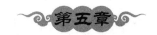

第五章

肝胆系疾病辨析

肝胆系疾病概述

肝主疏泄，主藏血，主筋，开窍于目。肝体阴而用阳，因此肝胆病证大致可分为肝体和肝用两方面。其病理表现主要是气机的流畅、血液的贮藏调节和胆汁疏泄功能的异常；他脏病变亦可影响肝胆。肝系的病证，临床常见有积聚、黄疸、鼓胀、眩晕、头痛、中风、瘿病、疟疾等。

【主要病机】

1.肝失疏泄 肝为刚脏，喜条达而恶抑郁。疏泄失调，气机郁结，则为肝气；郁而化火，则为肝火；气盛阳亢，则为肝阳；阳亢化风或热极生风，则为肝风；肝气、肝火、肝阳、肝风四者同源而异流，在病变过程中，多兼夹或相互转化；风阳暴升，夹痰夹瘀，气血逆乱，上冲于脑，则为中风；肝郁气滞，痰瘀互结，颈前喉结两旁结块肿大，则为瘿病；疟邪伏于少阳，出入营卫，邪正相争，发为疟疾。

2.肝不藏血 肝体属阴，阴血不足，肝失濡润，可致气郁络滞；阴血虚，阴阳失调，可引起阳亢风动。肝气失疏，络脉失和，则为胁痛；风阳上扰，或阴血不承，则致头痛、眩晕。

【证治要点】

1.辨别虚实、对证施治 肝体阴而用阳，其治疗首先须辨别虚实，对肝之实证，治宜疏肝理气、清肝泻火、平肝息风；对肝之虚证，治宜滋阴潜阳、养血柔肝、养血祛风等法。

2.直接治肝 常用治法有疏肝、平肝、泻肝、清肝、养肝、柔肝、敛肝等法。疏肝、泻肝、清肝、平肝属于祛邪，养肝、柔肝、敛肝属于扶正，临证时以上诸法应参合应用。

3.间接治肝 可通过五脏生克关系进行治疗，如肝血虚者以培土生血法治之，肝阴虚者以滋水涵木法治之，肝阳亢者以滋阴潜阳法治之。

第一节 胁 痛

【病名本义】

胁痛是以胁肋部疼痛为主要表现的一种肝胆病证。胁，指侧胸部，为腋以下至第十二肋骨部位的统称。胁痛病证，可与西医多种疾病相联系，如急性肝炎、慢性肝炎、肝硬化、肝寄生虫病、肝癌、急性胆囊炎、慢性胆囊炎、胆石症、慢性胰腺炎、胁肋外伤以及肋间神经痛等。以上疾病若以胁痛为主要症状时皆可参考本节辨证论治。

【病名沿革】

本病证早在《内经》就有记载，并明确指出胁痛的发生主要是肝胆的病变。如《素问·热论篇》曰："三日少阳受之，少阳主胆，其脉循胁络于耳，故胸胁痛而耳聋。"《素问·刺热论篇》谓："肝热病者，小便先黄，……胁满痛。"《灵枢·五邪》说："邪在肝，则两胁中痛。"《景岳全书·胁痛》将胁痛病因分为外感与内伤两大类，并提出以内伤为多见。《类证治裁·胁痛》在叶氏的基础上将胁痛分为肝郁、肝瘀、痰饮、食积、肝虚诸类，对胁痛的分类与辨证论治做出了一定的贡献。

【病案一】

患者，女，35岁。1999年10月29日初诊。

主诉：胁肋部胀痛2月余。

现病史：患者有乙型肝炎病史5年，肝功能常有异常。近2月来，肝区胀痛不适，嗳气较多，食后明显，善太息，右侧乳房小叶增生，时有胀痛。刻下：肝区胀痛，嗳气较多，善太息，右侧乳房小叶增生，时有胀痛，大便尚调，尿黄。

既往史：乙型肝炎病史5年，否认其他内科疾病史。

体检：舌苔薄黄，脉细弦。

问题

①患者此次发病的病因病机是什么？

②此次胁痛属于外感还是内伤？

③给出中医诊断的分型和辨证依据。

④给出中医的治法和主方。

辨证分析思路

1.患者以肝区胀痛，嗳气较多，善太息，右侧乳房小叶增生、时有胀痛为典型症状。

2.患者有乙型肝炎病史5年，肝功能时有异常。

3.辨证关键：胁痛有外感和内伤之分。外感胁痛是由湿热外邪侵袭肝胆，肝胆失于疏泄条达而致，伴有寒、热表证，且起病急骤，同时可出现恶心呕吐、目睛发黄、苔黄腻等肝胆湿热症状；内伤胁痛则由肝郁气滞，瘀血内阻，或肝阴不足所引起，不伴恶寒、发热等表证，且起病缓慢，病程较长。

4.病因病机分析：患者有乙型肝炎病史5年，慢肝久病，缠绵难愈，患者情怀抑郁，肝气不舒，肝郁气滞，进而血滞于肝络发为乳癖。气滞、血瘀蕴结致肝胆疏泄不利，不通则痛，或肝阴不足，络脉失养，不荣则痛。

5.证候分析：患者情怀抑郁，肝气不舒，肝郁气滞，故肝区胀痛，善太息。气滞进而血滞于肝络发为乳癖，故右侧乳房小叶增生，时有胀痛。故本案当辨为肝气郁结证。

6.立法处方：由上述可见，本案当属肝气郁结证，治宜疏肝理气，化瘀通络。方予柴胡疏肝散加减。

醋柴胡5g，赤芍10g，香附10g，郁金10g，茯苓10g，焦白术10g，苦参10g，藿香梗10g，紫苏梗10g，青皮6g，陈皮6g，太子参12g，贯众12g，虎杖12g，平地木20g，炙甘草3g，白花蛇舌草20g。

处方分析：慢肝久病，缠绵难愈，患者情怀抑郁，肝气不舒，肝郁气滞，进而血滞于肝络发为乳癖，故用柴胡、赤芍、香附、郁金、青皮、陈皮等疏肝理气、化瘀通络；四君子健脾益气，合清化湿热之苦参、虎杖、平地木、贯众、白花蛇舌草、藿香梗、紫苏等共奏健脾祛湿之功。

7.辅助检查：血常规、肝功能、胆囊造影、B超等实验室检查。

8.转归：肝郁胁痛如久延不愈，或治疗不当，日久气滞血瘀，可转化为瘀血胁痛；邪伤正气，久病致虚，各实证胁痛皆可转化为虚实并见之证；而虚证胁痛若情志失调，或重感湿热之邪，也可转化为阴虚气滞，或阴虚湿热之虚实并见证。若失治误治，久延不愈，个别病例也可演变为积聚，甚者转为鼓胀重证。

9.病案分析思维流程图

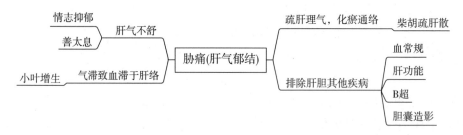

【病案二】

患者，男，59岁2010年6月5日初诊。

主诉：胁肋部灼痛2日。

现病史：患者因多食油腻食物，自觉上腹饱胀不适，近2日来疼痛逐渐加重。刻诊：

胁肋灼痛，伴恶心呃逆，恶寒发热，小便黄赤，大便秘结。

既往史： 否认其他疾病史。

体检： 右胁痛拒按压痛，右上腹墨菲征阳性。舌红，苔黄腻，脉弦滑数。

辅助检查： 血常规：白细胞计数 $18.9 \times 10^9/L$，中性粒细胞 0.82，淋巴细胞0.18。彩超示胆囊增大，胆囊壁毛糙。

问题：

①患者此次发病的病因病机是什么？

②此次胁痛属于实证还是虚证？

③给出中医诊断的分型和辨证依据。

④给出中医的治法和主方。

辨证分析思路

1.患者以胁肋灼痛，恶心呃逆，恶寒发热，小便黄赤，大便秘结为典型症状。

2.患者右上腹墨菲氏征阳性，血常规白细胞计数 $18.9 \times 10^9/L$ 高于正常区间。彩超示胆囊增大，胆囊壁毛糙，符合西医急性胆囊炎诊断。

3.辨证关键：胁痛有实证和虚证之分。胁痛实证之中以气滞、血瘀、湿热为主，多病程短，来势急，症见疼痛较重而拒按，脉实有力。虚证多为阴血不足，脉络失养，症见其痛隐隐，绵绵不休，且病程长，来势缓，并伴见全身阴血亏耗之证。

4.病因病机分析：患者或因外感湿热之邪侵袭肝胆，或嗜食肥甘醇酒辛辣损伤脾胃，脾失健运，生湿蕴热，内外湿热均可蕴结于肝胆，导致肝胆疏泄不利，气机阻滞，不通则痛，而成胁痛。《素问·刺热论》："肝热病者，………胁满痛。"

5.证候分析：患者湿热蕴结于肝胆，肝胆失于疏泄，故胁肋部灼痛；湿热中阻，气机升降失常，故上腹饱胀不适，恶心呃逆；热郁少阳，正邪交争，故见恶寒身热；湿热交蒸，胆汁不循常道而外溢，可见小便黄赤、大便秘结。故本案当辨为肝胆湿热证。

6.立法处方：由上述可见，本案当属肝胆湿热证，治宜清热利湿，疏肝利胆。方予龙胆泻肝汤加减。

龙胆草10g，柴胡10g，栀子10g，车前子9g，泽泻9g，木通9g，当归10g，生地10g，甘草10g，黄芩10g，莱菔子10g，鸡内金10g，金钱草 10g，白芍10g，大黄10g，法半夏10g。

处方分析：龙胆草善泻肝胆之火，并能清下焦之湿热为君药。黄芩、栀子、柴胡、金钱草苦寒泻火，清肝利胆，车前子、木通、泽泻清利湿热，使湿热从小便而解，均为臣药。肝为藏血之脏，肝经有热则易伤阴血，故佐以生地、当归养血益阴；莱菔子、鸡内金、法半夏行气消积，健脾和胃；白芍柔肝缓急止痛，大黄通便泄热，并为佐药。甘草调和诸药为使。配合成方，共奏泻肝胆实火、清肝经湿热之功。

7.辅助检查：血常规、肝功能、胆囊造影、B超等实验室检查。

8.转归：肝胆湿热胁痛如久延不愈，或治疗不当，热邪伤阴，可转化为肝阴不足胁痛，即"不通则痛"转化为"不荣则痛";邪伤正气,久病致虚,各实证胁痛皆可转化为虚实并见之证;而虚证胁痛若情志失调,或重感湿热之邪,也可转化为阴虚气滞,或阴虚湿热之虚实并见证。若失治误治,久延不愈,个别病例也可演变为积聚,甚者转为鼓胀重证。在治疗中,首先以疏肝止痛、清利湿热为基本治则,后期以滋阴养血柔肝为治,同时佐以理气和络之品。若胁痛日久兼见或转化为黄疸、积聚、鼓胀等,可参考有关各篇进行辨治。

9.病案分析思维流程图

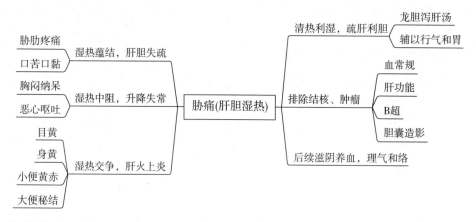

【其他疗法】

中成药

1.**龙胆泻肝丸** 3~6g,一日2次。清肝胆,利湿热。用于肝胆湿热,头晕目赤,耳聋耳鸣,胁痛口苦,尿赤,湿热带下。

2.**滋补肝肾丸** 1~2丸,一日2次。滋补肝肾,养血柔肝。用于肝肾阴虚,头晕失眠,心悸乏力,胁痛腰痛,午后低烧,以及慢性肝炎、慢性肾炎而见阴虚证者。

3.**元胡止痛胶囊** 4~6粒,一日3次。理气,活血,止痛。主气滞血瘀所致的胃痛,胁痛,头痛及痛经。

【预防调护】

胁痛皆与肝的疏泄功能失常有关。所以精神愉快、情绪稳定、气机条达,对预防与治疗有着重要的作用。胁痛属于肝阴不足者,应注意休息,劳逸结合,多食蔬菜、水果、瘦肉等清淡而富有营养的食物。胁痛属于湿热蕴结者,尤应注意饮食,要忌酒,忌辛辣肥甘之品,生冷不洁之品也应注意。

【要点概括】

(一)病因病机概括

胁痛主要责之于肝胆。因为肝位居于胁下,其经脉循行两胁,胆附于肝,与肝呈表里关系,其脉亦循于两胁。肝为刚脏,主疏泄,性喜条达;主藏血,体阴而用阳。若情志不舒,饮食不节,久病耗伤,劳倦过度,或外感湿热等病因,累及于肝胆,导致气滞、血瘀、湿热蕴结,肝胆疏泄不利,或肝阴不足,络脉失养,即可引起胁痛。胁痛的基本病机为气滞、血瘀、湿热蕴结致肝胆疏泄不利,不通则痛,或肝阴不足,络脉失养,不荣则痛。胁痛病位在肝胆,且与脾、胃、肾相关。

(二)辨证要点

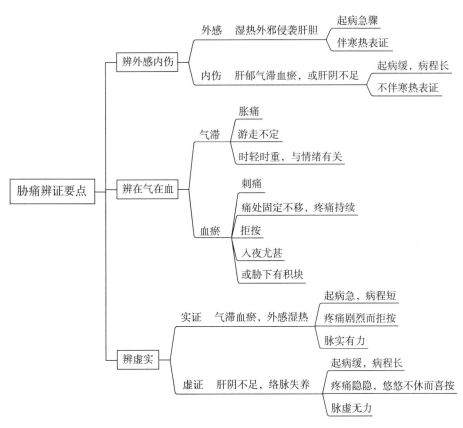

(三)基本辨证分型及治疗

表4-1 胁痛的基本辨证分型及治疗主方

分型	主症	治法	主方
肝气郁结	胁肋胀痛,走窜不定,甚则连及胸肩背,且情志不舒则痛增,胸闷,善太息,得嗳气则舒,饮食减少,脘腹胀满	疏肝理气	柴胡疏肝散
瘀血阻络	胁肋刺痛,痛处固定而拒按,疼痛持续不已,入夜尤甚,或胁下有积块,或面色晦暗	活血化瘀,理气通络	血府逐瘀汤
湿热蕴结	胁肋胀痛,触痛明显而拒按,或引及肩背,伴有脘闷纳呆,恶心呕吐,厌食油腻,口干口苦,腹胀尿少,或有黄疸	清热利湿,理气通络	龙胆泻肝汤
肝阴不足	胁肋隐痛,绵绵不已,遇劳加重,口干咽燥,两目干涩,心中烦热,头晕目眩	养阴柔肝,理气通络	一贯煎

第五章 肝胆系疾病辨析

【临证备要】

1.治疗胁痛宜疏肝柔肝并用，以防辛燥劫阴之弊；一要尽量选用轻灵平和之品，如香附等；二要注意配伍柔肝养阴之品，以护肝阴，以利肝体。

2.临证应辨证结合辨病，针对用药。

胁痛兼砂石：加通腑、化石、排石药的应用。

【名老中医验方选粹】

1.**朱良春经验方**　生黄芪18g，炒白术12g，当归12g，陈皮6g，升麻5g，柴胡5g，炙甘草5g，乌梅5g，党参15g，炒川楝子15g，生白芍15g，鹿角霜30g。治疗虚寒之胁痛。

2.**李辅仁利胆排石汤**　金钱草30g，茵陈20g，郁金10g，香附10g，赤芍、白芍各10g，木香5g，柴胡10g，黄芩10g，川大黄炭5g，清半夏10g，陈皮10g，鸡内金10g。功效：疏肝利胆，清利湿热。主治：慢性胆囊炎、胆石症，属肝胆湿热者。

【思考题】

1.简述胁痛的病因病机。

2.胁痛的证、治、方、药是什么？

3.胁痛的辨证要点？

第二节　黄　疸

【病名本义】

黄疸是由于感受湿热疫毒等外邪，导致湿浊阻滞，脾胃肝胆功能失调，胆液不循常道，随血泛溢引起的以目黄、身黄、尿黄为主要临床表现的一种肝胆病证。本病与西医所述黄疸意义相同，大体相当于西医学中肝细胞性黄疸、阻塞性黄疸、溶血性黄疸、病毒性肝炎、肝硬化、胆石症、胆囊炎、钩端螺旋体、某些消化系统肿瘤，以及出现黄疸的败血症等，若以黄疸为主要表现者，均可参照本节辨证论治。

【病名沿革】

黄疸病名首见于《内经》，如《素问·平人气象论篇》云"溺黄赤，安卧者，黄疸；……目黄者曰黄疸"。《金匮要略》将黄疸立为专篇论述，并将其分为黄疸、谷疸、酒疸、女劳疸和黑疸等五疸。《伤寒论》还提出了阳明发黄和太阴发黄，《诸病源候论·黄病诸候》提出了一种卒然发黄，命在顷刻的"急黄"。

【病案一】

刘某，男，14岁。

主诉：身目发黄2日余。

现病史：春节期间过食肥甘，又感受时邪，因而发病。症见周身疲乏无力、心中懊恼、不欲饮食，并且时时泛恶、小便短黄、大便尚可。此病延至2日，则身目发黄，乃到某医院急诊，认为是"急性黄疸型肝炎"。刻下，患童体疲殊甚，亦不能起立活动，右胁疼痛、饮食甚少、频频呕吐。

既往史：患者否认肝、胆病史，否认其他疾病史。

体格检查：精神欠佳，身目发黄，舌苔黄腻、脉弦滑数。

问题：

①患者此次发病的病因病机是什么？

②此次黄疸属于阳黄还是阴黄？

③给出中医诊断的分型和辨证依据。

④给出中医的治法和主方。

辨证分析思路

1.患者以面目及全身肌肤黄染，小便黄赤为典型症状。

2.辨证关键：辨阳黄与阴黄：阳黄由湿热所致，起病急，病程短，黄色鲜明如橘色，伴有湿热证候；阴黄由寒湿所致，起病缓，病程长，黄色晦暗如烟熏，伴有寒湿诸候。

辨阳黄中湿热的偏重：阳黄属湿热为患，由于感受湿与热邪程度的不同，机体反应的差异，故临床有湿、热孰轻孰重之分。辨证要点是：热重于湿者以黄色鲜明，身热口渴，口苦便秘，舌苔黄腻，脉弦数为特点；湿重于热者则以黄色不如热重者鲜明，口不渴，头身困重，纳呆便溏，舌苔厚腻微黄，脉濡缓为特征。

3.病因病机分析：本案患者因过食肥甘，又外感时邪外感湿浊、湿热、疫毒等时邪自口而入，蕴结于中焦，脾胃运化失常，以致运化功能失职，湿浊内生。患者面目肌肤黄染，证属"黄疸"，《景岳全书》"盖胆伤则胆气败而胆液泄，故为此证"，明确了黄疸的发病与胆汁外泄相关。脾失健运，湿浊内生，郁而化热，熏蒸于肝胆，胆汁不循常道，外溢肌肤，下注膀胱，从而表现为目黄、肤黄、小便黄的黄疸病证。

4.证候分析：患者过食肥甘，损伤脾胃，以致运化功能失职，湿浊内生，郁而化热，熏蒸于肝胆，胆汁不循常道，外溢肌肤，上注眼目，下注膀胱，从而身目发黄、小便发黄；又湿热困脾，从而体疲乏力；湿热蕴结，肝胆疏泄不利，从而右胁疼痛。本证当属肝胆湿热蕴郁不解之证。

5.立法处方：由上述可见，本案当属肝胆湿热蕴郁不解之证，治宜清化湿热，利胆退黄。方予茵陈蒿汤加减。

柴胡12g，黄芩8g，半夏10g，生姜10g，大黄6g，茵陈（先煎）30g，生山栀10g。

处方分析：本案发黄、湿热并重，而兼里有结滞，故选用茵陈蒿汤治疗。因有右胁疼痛、频频呕吐，涉及肝胆气机不利，故又加柴胡、黄芩、半夏、生姜以疏利肝胆，和胃止呕。

本案本非虚证，而体疲乏力，为湿热所困，乃"大实有羸状"之候，待湿热一去，则诸症自减，如果误用补药，则必助邪为虐，后果将不堪设想。故病人虽虚弱已甚，而仍用大黄。上方服3剂，即病愈大半。又服3剂，后改用茵陈五苓散利湿解毒，乃逐渐痊愈。

6.辅助检查：肝功能检查，以及B超、CT、胆囊造影等检查。

7.转归：上方服3剂，即病愈大半。又服3剂，后改用茵陈五苓散利湿解毒，乃逐渐痊愈。

8.病案分析思维流程图

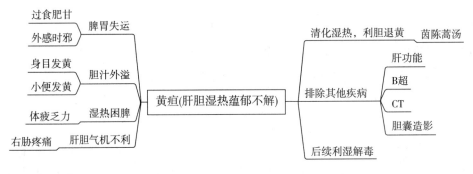

【病案二】

张某，男，26岁。

主诉： 身黄目黄小便黄5年，加重1个月。

现病史： 2年前无明显诱因出现身目小便黄，伴乏力、纳差等，查肝功能异常。乙肝五项：HBsAg、抗HBc、HBV-DNA（+）。间断服用中西药，症状时轻时重，1个月前黄疸加重，予保肝降酶退黄药治疗，效果不佳。刻诊：倦怠腰酸，恶寒喜热，纳差，小便不利，色如浓茶，大便溏，色灰白。

既往史： 乙肝小三阳病史。

体检： 精神欠佳，面色暗黄，双目黄染。舌淡，苔白厚腻，脉沉细。

辅助检查： 查总胆红素457.5mmol/L，直接胆红素314.5mmol/L，间接胆红素137.9mmol/L，谷丙转氨酶53U/L。CT示：肝内多发小囊肿，肝内胆管轻度扩张。

问题：

①患者此次发病的病因病机是什么？

②此次黄疸属于阳黄还是阴黄？

③给出中医诊断的分型和辨证依据。

④给出中医的治法和主方。

辨证分析思路

1.患者以身目俱黄，精神倦怠，恶寒喜热，面色暗黄为典型症状。

2.实验室检查乙肝病毒感染、肝功能、生化等指标异常，符合西医肝炎诊断。

3.辨证关键：辨急黄、阳黄、阴黄：急黄因湿热疫毒而致，起病急骤，变化迅速，身黄如金，伴热毒炽盛，或神志异常，或动血，或正虚邪实、错综复杂等危重证，需紧急救治。阳黄乃湿热为患，起病速，病程短，黄色鲜明如橘色。常伴口干，发热，小便短赤，大便秘结，舌苔黄腻，脉弦数等热证、实证的表现，若治疗及时，一般预后良好。阴黄多以寒湿为主，起病缓，病程长，黄色晦暗或黧黑。常伴纳少，脘腹胀满，大便不实，神疲形寒，口淡不渴，舌淡苔白腻，脉濡滑或沉迟等虚证、寒证以及血瘀证的表现，病情多缠绵，不易速愈。

辨阴黄虚实不同：阴黄寒湿阻遏、肝郁血瘀多为实证，或虚实夹杂；脾虚血亏为虚证。具体而言：黄色晦暗，伴脘腹痞闷、畏寒神疲、苔白腻多属阴黄寒湿证；色黄晦暗，面色黧黑，舌质紫暗有瘀斑，多属阴黄血瘀证；目黄、身黄而色淡，伴心悸气短，纳呆便溏，舌淡苔薄等为阴黄虚证。

3.病因病机分析：一般而言阴黄有两种病因。一种为寒湿伤人或素体脾胃虚寒，或久病脾阳受伤，则湿从寒化，发病时即为阴黄；另一种是阳黄失治，或过用寒凉之品，迁延日久所导致。

4.证候分析：脾虚失运，寒湿内阻，肝胆失于疏泄，致胆汁不循常道，上染清窍，下渗膀胱，外溢肌肤，而见面色暗黄，双目黄染，小便不利，色如浓茶；中阳不振，运化失健，故纳差，大便溏，色灰白；寒湿困厄中阳，气血不足，故精神欠佳，倦怠腰酸，恶寒喜热。故本案当辨为阴黄的寒湿阻遏之证。

5.立法处方：由上述可见，本案当属阴黄的寒湿阻遏之证，治宜温中化湿，健脾和胃。方予茵陈术附汤加减。

茵陈40g，炒白术15g，附子3g，干姜6g，党参15g，半夏10g，茯苓30g，泽泻15g，郁金15g，柴胡6g，砂仁6g，甘草6g。

处方分析：茵陈、茯苓、泽泻清利湿热，利胆退黄；附子、白术、干姜、半夏、党参等温热之品温中健脾化湿，同时佐制茵陈寒凉之性；更加柴胡、郁金加强疏肝解郁、利胆退黄功效；佐以砂仁，以其辛散温通之性化湿醒脾，行气温中；以甘草调和诸药。

6.辅助检查：肝功能，B超、CT、胆囊造影等检查。

7.转归：阴黄经久不愈，湿浊之邪积聚于内，气血瘀阻，可转为积证；津液代谢紊乱，水停于腹则为鼓胀；久病血脉瘀阻，血不循经，可见吐衄发斑之血证；久病耗伤气血，脏腑失养，又可为虚劳。除转生上述变证外，亦可与积证、鼓胀及胁痛等多种病证并见。临证需依据患者主要临床表现，参考有关各篇进行综合辨治。

8.病案分析思维流程图

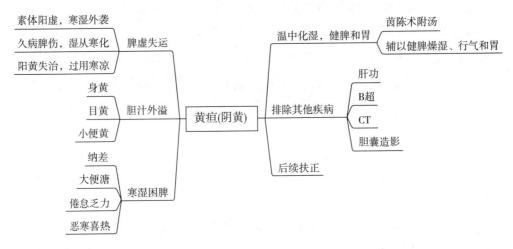

【其他疗法】

中成药

1.**黄疸茵陈颗粒** 10～20g，一日2次。清热利湿，退黄疸。用于急慢性黄疸型传染性肝炎。

2.**急肝退黄胶囊** 4粒，一日3次。清肝利胆，退黄除湿。用于急性黄疸型肝炎，身目俱黄，发热或无发热，食欲不振，胸脘痞满，小便短少而黄，舌苔黄腻。

3.**茵栀黄颗粒** 6g，一日3次。清热解毒，利湿退黄。用于湿热毒邪内蕴所致急性、慢性肝炎和重症肝炎（I型）。也可用于其他型重症肝炎的综合治疗。

【预防调护】

本病病程相对较长，除了药物治疗以外，精神状态、生活起居、休息营养等，对本病有着重要的辅助治疗意义。具体内容包括：

1.**精神调摄** 由于本病易于迁延、反复甚至恶化，因此，患病后一般思想顾虑较重，多虑善怒，致使病情加重。所以，医患结合，讲清道理，使患者从自身疾病的束缚中解脱出来，而不要为某些症状的显没而惶惶不安，忧虑不宁。

2.**饮食有节** 阳黄患者适合软食或半流饮食，以起到补脾缓肝的作用；禁食酒、辛热及油腻之品。阴黄患者也应进食富于营养而易消化的饮食，禁食生冷、油腻、辛辣之品，不吃油炸、坚硬的食物，避免损伤血络。黄疸恢复期，更忌暴饮暴食，以防重伤脾胃，使病情加重。

3.起居有常 病后机体功能紊乱，往往容易疲劳，故在急性期或慢性活动期应适当卧床休息，有利整体功能的恢复；急性期后，根据患者体力情况，适当参加体育锻炼，如练太极拳、气功之类，十分必要。

对于急黄患者，由于发病急骤，传变迅速，病死率高，所以调摄护理更为重要。患者应绝对卧床休息，吃流质饮食，如恶心呕吐频发，可暂时禁食，予以补液。禁辛热、油腻、坚硬的食物，以防助热、生湿、伤络。密切观察病情变化，黄疸加深或皮肤出现紫斑为病情恶化之兆；若烦躁不安，神志恍惚，脉象变为微弱欲绝或散乱无根，为欲脱之征象，应及时抢救。

【要点概括】

（一）病因病机概括

黄疸的病因主要有外感时邪，饮食所伤，脾胃虚弱及肝胆结石、积块瘀阻等。黄疸的发病是由于内外之湿阻滞于脾胃肝胆，导致脾胃运化功能失常，肝失疏泄，或结石、积块瘀阻胆道，胆液不循常道，随血泛溢而成。病位在脾胃肝胆，而且多是由脾胃累及肝胆。

（二）辨证要点

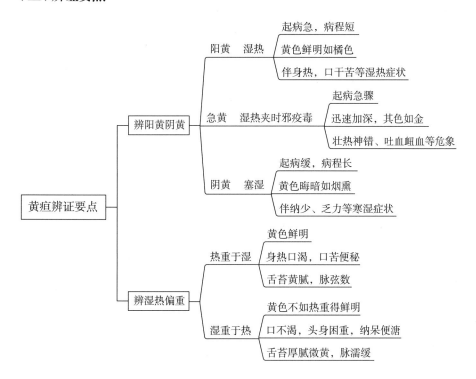

第五章 肝胆系疾病辨析

（三）基本辨证分型及治疗

表4-2　黄疸的基本辨证分型及治疗主方

分型		主症	治法	主方
阳黄	湿热兼表	黄疸初起，目白睛微黄或不明显，小便黄，脘腹满闷，不思饮食，伴有恶寒发热，头身重痛，乏力	清热化湿，佐以解表	麻黄连翘赤小豆汤合甘露消毒丹
	热重于湿	初起目白睛发黄，迅速至全身发黄，色泽鲜明，右胁疼痛而拒按，壮热口渴，口干口苦，恶心呕吐，脘腹胀满，大便秘结，小便赤黄、短少	清热利湿，通腑化瘀	茵陈蒿汤
	湿重于热	身目发黄如橘，无发热或身热不扬，右胁疼痛，脘闷腹胀，头重身困，嗜卧乏力，纳呆便溏，厌食油腻，恶心呕吐，口黏不渴，小便不利	健脾利湿，清热利胆	茵陈四苓汤
	胆腑郁热	身目发黄鲜明，右胁剧痛且放射至肩背，壮热或寒热往来，伴有口苦咽干，恶心呕吐，便秘，尿黄	清热化湿，疏肝利胆	大柴胡汤
	疫毒发黄（急黄）	起病急骤，黄疸迅速加深，身目呈深黄色，胁痛，脘腹胀满，疼痛拒按，壮热烦渴，呕吐频作，尿少便结，烦躁不安，或神昏谵语，或衄血尿血，皮下紫斑，或有腹水，继之嗜睡昏迷	清热解毒，凉血开窍	千金犀角散
阴黄	寒湿阻遏	身目俱黄，黄色晦暗不泽或如烟熏，右胁疼痛，痞满食少，神疲畏寒。腹胀便溏，口淡不渴	温中化湿，健脾利胆	茵陈术附汤
	脾虚湿郁	多见于黄疸久郁者。症见身目俱黄，黄色较淡而不鲜明，胁肋隐痛，食欲不振，肢体倦怠乏力，心悸气短，食少腹胀，大便溏薄	健脾益气，祛湿利胆	六君子汤加茵陈、柴胡
	脾虚血亏	面目及肌肤发黄，黄色较淡，面色不华，睑白唇淡，心悸气短，倦怠乏力，头晕目眩	补养气血，健脾退黄	小建中汤

【临证备要】

黄疸消退后仍应调治，以免湿邪不清，肝脾未复，导致黄疸复发，甚或转成癥积、鼓胀。

【名老中医验方选粹】

1.柳学沫茵佩郁蓝汤　茵陈20g，佩兰10g，郁金10g，板蓝根30g。功效：清热利湿退黄。

2.朱良春经验方　茵陈30g，金银花15g，白薇12g，鲜生地60g，马鞭草15g，瓜蒌仁9g，玄明粉（冲服）9g，泽泻12g，车前子15g，豨莶草15g，蒲公英30g。治疗慢性乙肝黄疸伴有两目发黄，小便黄，发热，热势起伏，口渴，饮水多，胁肋疼痛等症状者。

【思考题】

1. 阳黄与阴黄的鉴别。
2. 阳黄热重于湿的主症、治法、代表方是什么？

第三节　鼓　胀

【病名本义】

鼓胀是指腹部胀大如鼓的一类病证，临床以腹大胀满、绷急如鼓、皮色苍黄、脉络显露为特征，故名鼓胀。本病的临床表现，类似西医学的肝硬化腹水，包括病毒性肝炎、血吸虫病、胆汁性营养不良性等多种原因导致的肝硬化腹水。至于其他疾病出现的腹水，如结核性腹膜炎腹水、丝虫病乳糜腹水、腹腔内晚期恶性肿瘤、慢性缩窄性心包炎、肾病综合征等，符合鼓胀特征者，亦可参照本篇辨证论治，同时结合辨病处理。

【病名沿革】

鼓胀病名最早见于《内经》，《灵枢·水胀》篇载："鼓胀何如？岐伯曰：腹胀，身皆大，大与肤胀等也，色苍黄，腹筋起，此其候也。"较详细地描述了鼓胀的临床特征。

【病案】

宋某某，男，54岁，干部，2009年11月就诊。

主诉：腹胀加重1个月。

现病史：患者有肝硬化腹水2年，经治疗后好转。近来1个月因过度劳累，感腹胀加重，尿量减少，口服，利尿剂未见好转，遂来就诊。

既往史：肝硬化腹水病史2年。

体检：面色晦暗，形体清瘦，腹部膨隆，叩诊有移动性浊音，腹水征阳性，双下肢浮肿，神疲乏力，纳差，大便可。舌质暗，苔白，脉弦细。

问题：

①患者此次发病的病因病机是什么？

②本次患者腹胀加重，病位主要在哪些脏腑？

③给出中医诊断的分型和辨证依据。

④给出中医的治法和主方。

辨证分析思路

1.患者以腹胀加重、尿量减少为主要症状。

2.患者体检腹水征阳性，双下肢浮肿。

3.辨证关键：本病多属本虚标实之证。临床首先应辨其虚时标本的主次，标实者当辨气滞、血瘀、水湿的偏盛，本虚者当辨阴虚与阳虚的不同。另鼓胀有气鼓、水鼓与血鼓。腹部膨隆，嗳气或矢气则舒，腹部按之空空然，扣之如鼓，是为"气鼓"，多属肝郁气滞；

腹部胀满膨大，或状似蛙腹，按之如囊裹水，常伴下肢浮肿，是为"水鼓"，多属阳气不振，水湿内停；脘腹坚满，青筋暴露，腹内积块痛如针刺，面颈部赤丝血缕，是为"血鼓"，多属肝脾血瘀水停。临床上气、血、水三者常相兼为患，但各有侧重，当加以辨别。

4.病因病机分析：本案患者肝硬化腹水2年，此次因过度劳累而致鼓胀发作。肝病日久而成鼓胀，在于肝病及脾，脾虚运化失常，水湿内停，湿与瘀互结而成腹水，当属本虚标实。

5.证候分析：肝病日久，累及脾胃，脾胃阳气不足，运化失常，故水湿内停，腹部胀满，下肢浮肿，尿量减少；久病气虚，脾胃不足，又劳累过度，故有形体消瘦，纳差；久病必瘀，肝脾瘀结，气虚运血不利，故舌质紫暗。本证当属气虚血瘀，瘀结水留。

6.立法处方：仲景云"见肝之病，知肝传脾，当先实脾"，当培土以荣木，健脾护肝为主，兼以利水消肿。拟方如下：

太子参12g，生黄芪15g，炙黄芪15g，生草6g，丹参20g，白茅根30g，泽兰10g，猪苓10g，泽泻10g，川牛膝12g，生地12g，虎杖12g，桃仁10g，桔梗10g，白术30g，白芍30g，六月雪15g。

处方分析：重用参、芪、术、草补脾益气，培土荣木，健脾以护肝。因鼓胀益补不宜燥，故舍党参用太子参。患者以腹水为主症，小便通利为关键，所以用白茅根、泽兰、泽泻、猪苓、白芍利水消肿，但此为治标之法，一般用量较少，惟猪苓在药理上有免疫增强及对中毒性肝炎肝脏的保护作用，用量较大，白芍养阴柔肝，停诸湿而益津液，使小便自行，故《本经》有利小便之说，所以归为利水之用。《金匮》云"血不利则为水"，用丹参、桃仁、川牛膝活血化瘀，以求瘀去水消。瘀血日久，必酿成毒，虎杖、六月雪有开瘀散毒之效。最后用桔梗开宣肺气，提壶揭盖，以通调小便。

7.辅助检查：血常规检查，尿常规检查，肝功能检查，腹部B超，甲胎蛋白检测等。

8.转归：患者进药15剂后，小便通利，腹胀减轻，腹围明显缩小，纳食增加，下肢浮肿减轻，脉象较前和缓有力。于前方中加入破血消瘀之品，调治1月余，腹水告愈。

9.病案分析思维流程图

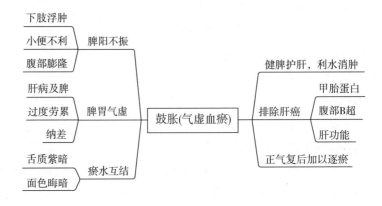

【其他疗法】

中成药

参苓白术丸　口服，一次6g，一日3次。健脾益气。

【预防调护】

1.宜进食清淡，富有营养且易于消化的食物。低盐饮食，下肢浮肿严重，小便量少时，应当忌盐。

2.调节情志，怡情养性，安心休养，避免过劳。

3.加强护理，注意冷暖。有外感症状应及时治疗。

4.慎用有损肝脏的药物，定期检测肝功能。

【要点概括】

（一）病因病机概括

鼓胀多因酒食不节，情志刺激，虫毒感染，他病继发导致的肝、脾、肾受损，气滞、血瘀、水停腹中。气、血、水三者各有侧重，又长相互为因，错杂同病。初起肝脾先伤，肝失疏泄，脾失健运，两者互为因果，乃至气滞湿阻，清浊相混，此时以实为主；后期久病及肾，肾之阴阳俱损，气、血、水三者错杂为患，属本虚标实。

（二）辨证要点

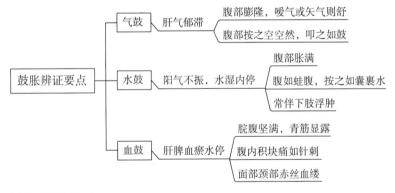

（三）基本辨证分型及治疗

表4-3　鼓胀的基本辨证分型及治疗主方

分型	主症	治法	主方
气滞湿阻证	腹部按之不坚，胁下胀满或疼痛，饮食减少，食后胀甚，得嗳气、矢气稍减，小便短少	疏肝理气，运脾利湿	柴胡疏肝散合胃苓汤加减
水湿困脾证	腹大胀满，按之如囊裹水，甚则颜面微浮，下肢浮肿，脘腹痞胀，得热则舒，精神困倦，怯寒懒动，小便少，大便溏	温中健脾，行气利水	实脾饮加减

续表

分型	主症	治法	主方
水热蕴结证	腹大坚满，脘腹胀急，烦热口苦，渴不欲饮，或有面、目、皮肤发黄，小便赤涩，大便秘结或溏泻	清热利湿，攻下逐水	中满分消丸合茵陈蒿汤加减
瘀结水留证	脘腹坚满，青筋显露，胁下癥结痛如针刺，面色晦暗黧黑，或见赤丝血缕，面、颈、胸、臂出现血痣或蟹爪纹，口干不欲饮水，或见大便色黑	活血化瘀，行气利水	调营饮加减
阳虚水盛证	腹大胀满，形似蛙腹，朝宽暮急，面色苍黄，或呈㿠白，脘闷纳呆，神倦怯寒，肢冷浮肿，小便短少不利	温补脾肾，化气利水	附子理苓汤或济生肾气丸加减
阴虚水停证	腹大胀满，或见青筋暴露，面色晦滞，唇紫，口干而燥，心烦失眠，时或鼻衄，牙龈出血，小便短少	滋肾柔肝，养阴利水	六味地黄丸合一贯煎加减

【临证备要】

1.关于逐水法的应用 鼓胀患者病程较短，正气尚未过度消耗，而腹胀殊甚，腹水不退，尿少便秘，脉实有力者，可遵照《素问·阴阳应象大论》"中满者，泻之于内"的原则，酌情使用逐水之法，以缓其苦急，主要适用于水热蕴结和水湿困脾证。临床使用注意事项：①中病即止：在使用过程中，药物剂量不可过大，攻逐时间不可过久，遵循"衰其大半而止"的原则，以免损伤脾胃，引起昏迷、出血之变。②严密观察：服药时必须严密观察病情，注意药后反应，加强调护。一旦发现有严重呕吐、腹痛、腹泻者，即应停药，并做相应处理。③明确禁忌证：鼓胀日久，正虚体弱，或发热，黄疸日渐加深，或有消化道溃疡，曾并发消化道出血，或见出血倾向者，均不宜使用。

2.注意祛邪与扶正药物的配合 本病患者腹胀腹大，气、血、水壅塞，治疗每用祛邪消胀诸法。若邪实而正虚，在使用行气、活血、利水、攻逐等法时，又常需配合扶正药物。临证还可根据病情采用先攻后补，或先补后攻，或攻补兼施等方法，扶助正气，调理脾胃，减少副作用，增强疗效。

3.鼓胀"阳虚易治，阴虚难调" 水为阴邪，得阳则化，故阳虚患者使用温阳利水药物，腹水较易消退。若是阴虚型鼓胀，温阳易伤阴，滋阴又助湿，治疗颇为棘手。临证可选用甘寒淡渗之品，如沙参、麦冬、楮实子、干地黄、芦根、白茅根、猪苓、茯苓、泽泻、车前草等，以达到滋阴生津而不黏腻助湿的效果。此外，在滋阴药中少佐温化之品（如小量桂枝或附子），既有助于通阳化气，又可防止滋腻太过。

4.腹水消退后仍须调治 本病经过治疗，腹水可能消退，但肝脾肾正气未复，气滞血络不畅，腹水仍然可能再起，此时必须抓紧时机，疏肝健脾，活血利水，培补正气，进行善后调理，以巩固疗效。

5.鼓胀危重症宜中西医结合及时处理 肝硬化后期腹水明显，伴有上消化道大出血、重度黄疸或伴有感染，甚则肝性脑病者，病势重笃，应审察病情，配合有关西医抢救方法及时处理。

【名老中医验方选粹】

周仲瑛治疗鼓胀经验方（一贯煎合四君子汤合二至丸加味） 炙鳖甲（先煎）12g，北沙参10g，大麦冬10g，枸杞子10g，大生地12g，丹参12g，茵陈12g，老鹳草15g，炙女贞10g，墨旱莲10g，太子参10g，焦白术10g，茯苓10g，制香附10g，广郁金10g，青皮、陈皮各6g，白茅根15g，楮实子10g，炙鸡内金10g，炙甘草3g。功效：滋阴清热,凉血化瘀。主治：肝硬化、脾肿大，属肝肾阴虚者。症见胁肋胀痛，腹胀不和，口稍干，尿黄，舌质暗红，苔薄黄腻，脉小弦滑。

【思考题】

1.什么是鼓胀，发病原因有哪些？

2.鼓胀的分型、治法和方药有哪些？

3.鼓胀的预防调护有哪些要点？

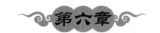

肾系疾病辨析

肾系疾病概述

肾为先天之本，藏真阴而寓真阳，主藏精，为人体生长、发育、生殖之源，具充脑、荣发、坚骨固齿之用，有生发、温煦、滋养五脏六腑之功，只宜固藏，不宜泄露，所以肾病的证候特征以虚证为主，故有"肾无实证"之说。肾病常见的证候有肾气不固、肾阳虚衰、肾阴亏虚，以及在虚的基础上形成的本虚标实证阳虚水泛、阴虚火旺等。肾与膀胱相表里，又与膀胱相通，膀胱的气化赖肾气之蒸腾，所以肾的病变常常影响膀胱，而导致膀胱气化失司，引起尿量、排尿次数、排尿时间的改变。本章节主要对水肿、癃闭、淋证相关病例进行讨论。

【主要病机】

1.**肾气不固**　肾主藏精，开窍于二阴，或由年老肾气衰弱，或由年幼肾气不充，或因久病、房劳损伤，以致肾气亏虚，封藏固摄无权，精关不固或膀胱失约，而成遗精、早泄、遗尿等病证。

2.**肾阳虚衰**　素体阳虚，或久病伤及肾阳，或年老肾阳渐衰，或房劳过度，斫伐肾阳，致肾阳虚衰，则温煦失职，气化无权或气化不及州都，而成水肿、癃闭、关格等病证；若肾阳虚衰，命门之火不足，精关不固，尚可导致生殖功能减退，而引起滑精、阳痿等病证。

3.**肾阴亏虚**　或因肾病久延不愈，损伤肾阴；或房室不节，耗伤肾阴，或热病后期，灼伤肾阴；或过服温燥劫阴之品，劫伤肾阴，或五脏之阴伤，穷必及肾，导致肾阴亏虚，皆可致生殖功能减退，引起淋证、滑精等病证，并可致诸多肾病的反复发作或加重。

4.**阳虚水泛**　肾主水液。或因外邪侵袭，损伤肾阳，或因久病内伤，肾阳衰惫，或因水湿痰饮伤及肾阳，肾阳虚衰，不能蒸腾气化水液，致水邪泛滥，外溢肌肤，而成水肿等证。

5.**阴虚火旺**　或因肾病久延不愈，损伤肾阴；或五脏之阴伤，穷必及肾，导致肾阴亏虚；或房室不节，耗伤肾阴，阴虚不能制阳，虚火内动；或热病后期，灼伤肾阴，阴虚则生内热，水亏则火浮，热扰精室，精关不固，可引发遗精等证。

6.膀胱湿热 "膀胱者，州都之官，津液藏焉，气化则能出矣。"若外感湿热之邪，蕴结膀胱，或饮食不节，湿热内生，下注膀胱，膀胱气化失司，或热蓄膀胱，煎熬尿液，结成砂石，阻塞膀胱、尿道，窒碍气化，则可形成淋证、癃闭、尿浊，进而发展成关格等病证。

【证治要点】

1.肾病多虚，宜"培其不足，不可伐其有余"。肾阴亏虚，宜滋养肾阴；肾阳虚衰，宜温补肾阳，但根据阴阳互根的原理，在滋补肾阴的同时，应适当配伍补阳之品，所谓"善补阴者，必于阳中求阴，则阴得阳升而泉源不竭"；在温补肾阳的同时，又应适当配伍补阴药物，所谓"善补阳者，必于阴中求阳，则阳得阴助而生化无穷"。

2.肾虚之证多分为阴虚、阳虚两类。阳虚之变，为寒证；阴虚之变，为热证。治疗肾阴虚忌用辛燥，忌过于苦寒，宜施甘润益肾之剂，使虚火降而阴自复，所谓"壮水之主，以制阳光"；治疗肾阳虚忌用凉润和表散，宜施甘温助阳之品，使沉寒散而阳能旺，所谓"益火之源，以消阴翳"。若阴阳俱虚，精气两伤，则当两补阴阳。

3.肾为阴阳之根而藏精，"精气夺则虚"，肾阴肾阳亏虚，其病往往深重，治此纯虚之证，宜酌情佐以血肉有情之品以填精益髓，资其生化之源。

4.膀胱与肾互为表里，膀胱虚寒证候，多由肾阳不足，气化失司引起，其治当以温肾化气为法；肾气不固，宜固摄肾气；肾阳虚衰，宜温补肾阳；阳虚水泛，宜温阳化气行水。膀胱湿热证候，治当清热利湿。六腑以通为用，膀胱实证常施利尿、排石、活血、行气等通利之剂。

5.肾与其他脏腑在病理上的关系非常密切，治疗肾病应从整体出发，在治疗肾脏的同时，兼治有关脏腑。如肾阴亏虚，可导致水不涵木，肝阳上亢，治当育阴潜阳；肾阳虚衰，火不暖土，治当温补脾肾；水不上济，心火偏旺，心肾不交，治当清心滋肾；或肺虚及肾，肾不纳气，治当补肺温肾纳气等，皆属从整体出发的治疗。

6.肾膀胱病证的调摄也很重要。应慎起居，以预防外感；节制房室，注意休息，避免过劳，以免重伤肾气而加重病情，病情较轻时，也可在医生指导下适当运动，以激发正气，增强抗病能力；注意精神情志的调节，息妄想，戒忿怒，保持精神愉快，可使气血调和，促进疾病的痊愈；饮食上应根据"咸伤肾""淡渗湿"的原则，宜淡不宜咸；多食蛋白质有利于某些虚证水肿的消退，但在关格阶段又可能要限制蛋白质饮食的摄入等等，其中有宜有不宜，均应遵医嘱而行。

第一节　淋　证

【病名本义】

淋证是指因饮食劳倦、湿热侵袭而致的以肾虚、膀胱湿热、气化失司为主要病机，以小便频急、滴沥不尽、尿道涩痛、小腹拘急、痛引腰腹为主要临床表现的一类病证。

淋证为临床常见病，西医学的泌尿系感染、泌尿系结石、泌尿系肿瘤、乳糜尿等，当临床表现为淋证时，可参考本节内容辨证论治。

【病名沿革】

淋之名称，始见于《内经》，《素问·六元正纪大论篇》称为"淋闷"，并有"甚则淋"，"其病淋"等的记载。《金匮要略·五脏风寒积聚病脉证并治》称"淋秘"，该篇并指出淋秘为"热在下焦"。《金匮要略·消渴小便不利淋病脉证并治》描述了淋证的症状，"淋之为病，小便如粟状，小腹弦急，痛引脐中"。

【病案一】

单某，男，68岁，退休，2016年8月就诊。

主诉：尿频、尿痛伴腰痛、发热寒战1周。

现病史：患者1周前出现发热恶寒，时测体温38.8℃，同时伴恶心呕吐、尿频、尿急。于外院就诊，诊断为急性肾盂肾炎，应用红霉素及解热镇痛药治疗后症状无明显改善，遂于我院就医。刻下：尿频、尿急加重，发热恶寒，恶心呕吐，口苦口干，渴喜冷饮，体温38.5℃，纳可，寐差。

既往史：冠心病、高血压病史，长期服药中。否认"糖尿病"等其他内科疾病史。

体检：T 38.5℃，P 92次/分，R 22次/分，BP 142/90mmHg。神清，精神欠振，面色红，形体偏瘦，心肺听诊未及明显异常，双侧肾区叩击痛明显，脊肋角压痛，腹软，沿输尿管及膀胱走行区有压痛。舌红、苔黄腻、脉弦数。

辅助检查：血常规：白细胞15×10^9/L，N 0.82；尿常规：白细胞（+++），蛋白（+），红细胞（++）。

问题

①患者此次发病的病因病机是什么？

②此证属于淋证哪一种？

③给出中医诊断的分型和辨证依据。

④给出中医的治法和主方。

辨证分析思路

1.患者以尿频、尿痛伴腰痛、发热寒战为典型症状。

2.血常规、尿常规检查符合尿路感染的表现。

3.辨证关键：①辨虚实。在区别各种不同淋证的基础上，还需辨识证候的虚实。一般而言，热淋初起或在急性发作阶段，因膀胱湿热、尿路疼痛较甚者，多为实证。②辨兼证。热淋，热为主因，但多夹湿，故辨证时应注意湿对疾病变化的影响。湿性重浊，病位多偏于下，湿耗气伤阳，易袭阳位。淋证，尤其热淋多是湿热伤于下焦所致。

4.病因病机分析："诸淋者，由肾虚而膀胱热故也。"淋证的病位在肾与膀胱，且与肝脾有关。其病机主要是肾虚，膀胱湿热，气化失司。肾与膀胱相表里，肾气的盛衰，直接影响膀胱的气化与开阖。患者素体火旺，湿热聚于下焦，膀胱气化失司，而发热淋。

5.证候分析：湿热蕴结下焦，热结膀胱，膀胱气化失司，则出现尿频、尿急，排尿灼热刺痛。湿热内蕴，邪客肌表，故有发热、恶寒之相；口干口苦，渴喜冷饮为热盛伤阴。舌红，苔黄腻，均为湿热之征。故本案当辨为湿热蕴结之热淋。

6.立法处方：由上述可见，本案当属湿热蕴结下焦，膀胱气化失司，治宜清热利湿通淋。方予八正散加减。

萹蓄15g，瞿麦15g，金银花15g，连翘15g，栀子12g，滑石30g，车前草30g，叶下珠30g，土茯苓30g，大黄10g，甘草6g。

处方分析：君药瞿麦、萹蓄，清利湿热，利尿通淋；车前草利水通淋。滑石渗湿清热通淋。佐以栀子清泄三焦湿热，大黄清热泻火，导热下行，炙甘草缓急止痛，调和药性。诸药相配，清热利湿、利尿通淋之力增。

7.辅助检查：可行肾功能、肾小球滤过率、尿培养等检查。

8.转归：二诊患者症状略有改善，体温下降明显，恶寒已解，尿频尿痛稍有改善，恶心已止，后续根据症状加减，标本兼治。

各种淋证之间，在转归上存在着一定的关系。不同淋证之间和某些淋证本身的虚实之间可相互转化。如实证的热淋、血淋、气淋失治误治，邪伤正气，可以转化为虚证的劳淋，反之虚证的劳淋，重感于邪或七情再伤，也可转化为实证或虚实并见的热淋、血淋、气淋。认识淋证的各种转化关系，对临床灵活运用辨证论治，有实际指导意义。淋证久病不愈，可发展成癃闭和关格。

淋证的预后，往往与其类型和病情轻重有关，一般说来，淋证初起多较易治愈，但少数热淋、血淋有时可发生湿热弥漫三焦，热毒陷入营血，出现高热、神昏、谵语等重危证候。

9.病案分析思维流程图

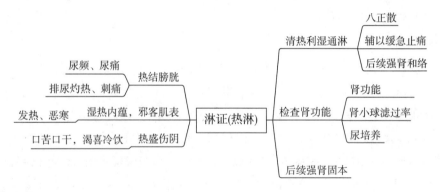

【病案二】

秦某某，男，51岁，工人，2015年10月就诊。

主诉：排尿艰涩伴两侧腰痛2周。

现病史：患者2周开始出现排尿艰涩，疼痛，或时有排尿中断，尿中带血，两侧腰腹疼痛，绞痛难忍，遂于医院就诊，B超提示双肾小结石伴泥沙样结石，左肾结合系统分离，轻中度积液，输尿管上端明显扩张。予解痉、抗感染治疗后稍有缓解，患者暂拒绝手术治疗，要求中药调理，遂于我院门诊就诊。刻下：两侧腰部绞痛间作，排尿艰涩，尿中带血，排尿疼痛，体温37.3℃，面色少华，精神委顿，手足心热，无恶寒恶心，舌红，苔薄黄，脉弦。

既往史：高血压病史，长期服药中。否认"冠心病、糖尿病"等其他内科疾病史。10年前因胆结石行"腹腔镜下胆囊切除术"，恢复良好。嗜酒十余年。

体检：T 37.3℃，P 87次/分，R 25次/分，BP 144/89mmHg。神清，面色少华，精神委顿，心肺听诊未及明显异常，双侧肾区叩击痛明显，脊肋角压痛，腹软。舌红，苔薄黄，脉弦。

辅助检查：双肾、输尿管B超：双肾小结石伴泥沙样结石，左肾结合系统分离，轻中度积液，输尿管上端明显扩张。

问题

①患者此次发病的病因病机是什么？

②此证属于淋证哪一种？

③给出中医诊断的分型和辨证依据。

④给出中医的治法和主方。

辨证分析思路

1.患者以两侧腰部绞痛为典型症状。

2.B超显示为泌尿系统结石。

3.辨证关键：①辨明淋证类别。淋证以小便频急，滴沥不尽，尿道涩痛，小腹拘急，痛引腰腹为基本特征。小便排出砂石，排尿时尿流中断，腰腹绞痛难忍，此为石淋。②辨标本缓急。各种淋证之间可以相互转化，也可以同时并存，所以辨证上应区别标本缓急。一般是本着正气为本，邪气为标；病因为本，证候为标；旧病为本，新病为标等标本关系进行分析判断。

4.病因病机分析：膀胱湿热多食辛热肥甘之品，或嗜酒过度，酿成湿热，下注膀胱，或下阴不洁，湿热久蕴，煎熬尿液，日积月累，结成砂石，瘀阻水道，则发为石淋。

5.证候分析：湿热下注，化火灼阴，煎熬尿液结为砂石，瘀积水道。尿中时夹砂石，小便滞涩不畅或尿不能卒出，痛引少腹或尿时中断，或腰痛如绞牵引少腹，连及外阴尿中带血，苔薄黄，脉弦，由肾波及膀胱阴部，砂石伤络则为尿血。

6.立法处方：由上述可见，本案当属湿蕴结下焦，尿液煎熬成石，膀胱气化失司，治宜清热利尿，通淋排石，方予石韦散加减。

石韦15g，冬葵子15g，瞿麦15g，车前子15g，金钱草30g，滑石30g，海金沙12g，鸡内金12g，甘草6g

处方分析：本方用石韦通淋、涤小肠之结热；冬葵子滑窍，利膀胱之壅塞；瞿麦清心通淋闭；滑石通窍化沙石；车前子清热利水以快小便。为散，白汤调下，使热结顿化，则沙石自消而小便如其常度。

7.辅助检查：可行肾功能、泌尿系统CT、膀胱镜等检查。

8.转归：各种淋证之间，在转归上存在着一定的关系。首先是不同淋证之间和某些淋证本身的虚实之间可相互转化。石淋由实转虚时，由于砂石未去，则表现为正虚邪实之证。在石淋的基础上，若石动损伤血络，也可兼见血淋；石淋再感湿热之邪，又可兼见热淋。

淋证日久不愈或反复发作，可以转为劳淋，导致脾肾两虚，甚至脾肾衰败，肾亏肝旺，肝风上扰，而出现头晕肢倦，恶心呕吐，不思纳食，烦躁不安，甚则昏迷抽搐等证候。至于淋证日久，尿血绵绵不止，患者面色憔悴，形体瘦削，或少腹扪及肿块，此乃气滞血瘀，进而可导致癥积形成。淋证久病不愈，可发展成癃闭和关格。

9.病案分析思维流程图

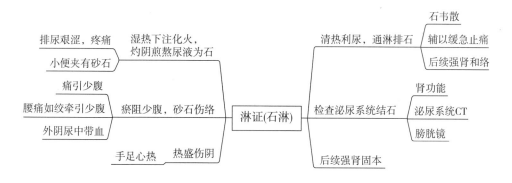

【其他疗法】

（一）中成药

1.**热淋清颗粒**　开水冲服，一次1～2袋，一日3次。清热泻火，利尿通淋。用于下焦湿热所致的热淋，症见尿频、尿急、尿痛；尿路感染、肾盂肾炎见上述证候者。

2.**清热通淋胶囊**　口服，1次4粒，一日3次，或遵医嘱。2周为一疗程。清热、利湿通淋。用于下焦湿热所致热淋。

3.**泌尿宁颗粒**　开水冲服，一次12g，一日3次。清热通淋，利尿止痛，补肾固本。用于热淋、小便赤涩热痛及泌尿系感染。

4.**五淋化石丸**　口服，一次5丸，一日3次。通淋利湿，化石止痛。用于淋证，癃闭，尿路感染，尿路结石，前列腺炎，膀胱炎，肾盂肾炎，乳糜尿。

（二）食疗

1.**金苓莲瓜汤**　金银花15g，茯苓（打碎）30～60g，莲藕500g，蒲公英30g，带皮冬瓜500g。先将茯苓和蒲公英放入锅内煎煮30分钟，将煎煮后的汁液滗出放入锅内，放入莲藕煎煮15分钟后入冬瓜和金银花再煎煮15分钟，以喝汤为主。可经常食用至病愈，用于热淋。

2.**金英茶**　金银花10g，蒲公英15g，泡水代茶饮。用于热淋。

3.**金海沙茶**　金海沙15g，绿茶2g。把金海沙去除杂质，与茶叶一并放入紫砂杯中，用刚烧开的开水冲泡，盖好盖，放置15分钟即可。代茶饮，每日频频饮之。清热凉血化石。适用于尿血红紫，小便疼痛满急，有湿热的患者。

【预防调护】

（一）预防

1.增强体质，防止情志内伤。

2.多饮水，不憋尿，注意外阴清洁。

（二）护理

淋证患者应忌肥腻香燥、辛辣之品；禁房事，注意休息，保持心情舒畅。尽量避免使用尿路器械，如导尿、膀胱镜、膀胱逆行造影，以防外邪带入膀胱。

【要点概括】

（一）病因病机概括

淋证是以小便频急，滴沥不尽，尿道涩痛，小腹拘急，痛引腰腹为主要临床表现的一类病证。病因以饮食劳倦、湿热侵袭为主，病位在肾与膀胱，主要病机是肾虚、膀胱湿热，气化失司。本病证初起多实，久则由实转虚，亦可呈现虚实并见的证候，肾虚、膀胱湿热在其发病及病机转化中具有重要的意义。

（二）辨证要点

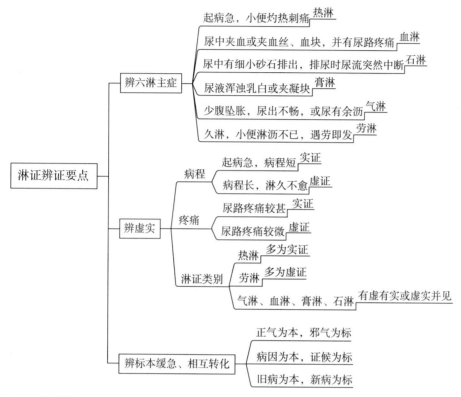

（三）基本辨证分型及治疗

表5-1　淋证的基本辨证分型及治疗主方

分型	主症	治法	主方
热淋	小便频急短涩，尿道灼热刺痛，尿色黄赤，少腹拘急、胀痛	清热解毒，利湿通淋	八正散加减
石淋	尿中时夹砂石，小便艰涩，或排尿时突然中断，尿道窘迫疼痛，少腹拘急，或腰腹绞痛难忍，痛引少腹，连及外阴	清热利尿，通淋排石	石韦散加减
气淋实证	小便涩痛，淋沥不宣，小腹胀满疼痛	利气疏导	沉香散加减
气淋虚证	尿时涩滞，小腹坠胀，尿有余沥	补中益气	补中益气汤加减
血淋实证	小便热涩刺痛，尿色深红，或夹有血块，疼痛满急加剧	清热通淋，凉血止血	小蓟饮子加减
血淋虚证	尿色淡红，尿痛涩滞不明显，腰酸膝软，神疲乏力	滋阴清热，补虚止血	知柏地黄丸加减

分型	主症	治法	主方
膏淋实证	小便浑浊如米泔水，置之沉淀如絮状，上有浮油如脂，或夹有凝块，或混有血液，尿道热涩疼痛	清热利湿，分清泄浊	程氏萆薢分清饮加减
膏淋虚证	病久不已，反复发作，淋出如脂，小便涩痛反见减轻，但形体日渐消瘦，头昏无力，腰酸膝软	补虚固涩	膏淋汤加减
劳淋	小便不甚赤涩，但淋沥不已，时作时止，遇劳即发，腰酸膝软，神疲乏力	健脾益肾	无比山药丸加减

【临证备要】

淋证临床症状有两类：一类是膀胱气化失司所引起的证候，一类是各种淋证的特殊症状。前者是诊断淋证的主要凭证，后者是辨识淋证中不同类别的主要依据。根据后者，目前将淋证分为热淋、石淋、气淋、血淋、膏淋和劳淋六种。在辨证时，除要辨别淋证的不同类别外，还要详审证候的虚实。初起或在急性发作阶段，因膀胱湿热、砂石结聚、气滞不利所致，尿路疼痛较甚者，多为实证；淋久不愈，尿路疼痛轻微，见有肾气不足、脾气虚弱之证，遇劳即发者，多属虚证。实则清利，虚则补益，是治疗淋证的基本原则。实证有膀胱湿热者，治宜清热利湿；有热邪灼伤血络者，治宜凉血止血；有砂石结聚者，治宜通淋排石；有气滞不利者，治宜利气疏导。虚证以脾虚为主者，治宜健脾益气；以肾虚为主者，治宜补虚益肾。由于不同淋证之间和某些淋证本身的虚实之间可以相互转化，或同时兼见，因此在治疗淋证时，要谨守病机，辨证论治。

【名老中医验方选粹】

1.**邹云翔验方**　炒独活4.5g，桑寄生15g，十大功劳叶15g，续断肉12g，稆豆衣15g，滋肾丸（包煎）12g，茅、芦根各60g，佛手片9g，法半夏9g，云茯苓12g，车前子（包煎）12g。功效：强肾和络，清热利湿。用于体虚湿热下注之热淋。

2.**周仲瑛验方**　金钱草25g，海金沙（包）15g，酢浆草15g，石韦15g，萹蓄15g，瞿麦15g，威灵仙15g，生地黄15g，生蒲黄（包）10g，怀牛膝12g，大麦冬12g，胡桃肉10g，桑寄生15g，冬葵子12g，乌药10g。功效：补肾滋阴，清热利湿，化瘀散结，用于肾虚阴伤，湿热瘀结之石淋。

【思考题】

1. 简述热淋的病因病机。

2. 热淋的主症、治法、代表方是什么？

3. 热淋的辨证要点有哪些？

第二节 癃 闭

【病名本义】

癃闭是由于肾和膀胱气化失司导致的以排尿困难，全日总尿量明显减少，小便点滴而出，甚则闭塞不通为临床特征的一种病证。其中以小便不利，点滴而短少，病势较缓者称为"癃"；以小便闭塞，点滴全无，病热较急者称为"闭"。癃和闭虽有区别，但都是指排尿困难，只是轻重程度上的不同，因此多合称为癃闭。

癃闭相当于西医学中各种原因引起的尿潴留和无尿症。其神经性尿闭、膀胱括约肌痉挛、尿路结石、尿路肿瘤、尿路损伤、尿道狭窄、老年人前列腺增生症、脊髓炎等病所出现的尿潴留及肾功能不全引起的少尿、无尿症，皆可参考本节内容辨证论治。

【病名沿革】

癃闭之名，首见于《内经》，该书对癃闭的病位、病机作了概要的论述，如《素问·宣明五气篇》谓"膀胱不利为癃，不约为遗溺"，《素问·标本病传论篇》谓"膀胱病，小便闭"，《灵枢·本输》云"三焦者……实则闭癃，虚则遗溺，遗溺则补之，闭癃则泻之"。《备急千金要方·膀胱腑》已有了导尿术的记载。

【病案一】

钱某某，男，67岁，退休，2017年5月就诊。

主诉：小便淋沥不尽3月余。

现病史：患者曾因脊柱病变行手术治疗，术后3月余，7次试图拔除导尿管，不能成功，拔除导尿管即小便淋沥不尽，出现膀胱尿潴留。患者术后持续低热3月余，伴有咳嗽，咳嗽不多，痰较少，质黏难咳，有块状痰，色灰，有时色白，动则呼吸少气，手术前检查肺功能降低。就诊前已经服用近1月化湿利尿中药仍不能奏效，遂于本院就诊。刻下：患者两颧紫暗，伴有口唇紫绀，右胁胀满，呼吸欠畅，时有咳嗽，痰不多，痰黄而黏，大便干燥，舌质略暗，苔微腻薄黄，脉弦滑。

既往史：脊柱病变史5年，3个月前行手术治疗。有高血压十余年，无其他慢性疾病史。

体检：T 37.5℃，P 88次/分，R 23次/分，BP 142/88mmHg。神清，精神欠振，面色暗。肺部听诊呼吸音欠清，右肺下部闻及少量湿啰音。腹部平软，无明显压痛，肝脾肋下未及，小腹紧张，舌质略暗，苔微腻薄黄，脉弦滑。

辅助检查：胸片显示右侧胸腔有少量积液。

问题

①患者此次发病的病因病机是什么？

②给出中医诊断的分型和辨证依据。

③给出中医的治法和主方。

辨证分析思路

1.患者以小便淋沥不尽3月余为典型症状，符合"癃闭"的中医诊断。

2.患者有脊柱手术史，胸片提示胸腔积液，西医考虑脊柱手术后尿潴留。

3.辨证关键：①辨主因。尿热赤短涩，舌红苔黄，脉数，口渴欲饮，咽干，气促者，多为热壅于肺。②辨虚实。癃闭的辨证以虚实为纲。因湿热蕴结、浊瘀阻塞、肝郁气滞、肺热气壅所致者，多属实证；因脾虚不升、肾阳亏虚、命门火衰，气化不及州都者，多属虚证。起病急骤，病程较短者，多实；起病较缓，病程较长者，多虚。体质较好，症见尿流窘迫，赤热或短涩，苔黄腻或薄黄，脉弦涩或数，属于实证；体质较差，症见尿流无力，精神疲乏，舌质淡，脉沉细弱者，多属虚证。

4.病因病机分析：本案患者年过花甲，原本肺气偏亏，术后感邪，加重肺气损伤，宣降失常，肺为水之上源，肺气不宣不能输布水液，出现小便不利。

5.证候分析：肺热壅盛，肺气失宣，水液输布受阻，故出现小便不利，淋沥不尽；加之病情迁延，化热伤阴，炼液为痰，因此有咳嗽，痰少而黏，难咳；大肠与肺相表里，肺阴不足，出现大便偏干。舌苔、脉象也为肺热之征。故本案当辨为肺热壅盛证。

6.立法处方：由上述可见，本案当属肺热壅盛，肺气失宣，治宜从肺论治，有提壶揭盖之意，清热宣肺，通利水道。方予清肺饮合麻黄汤加减。

黄芩10g，桑白皮10g，栀子10g，麦冬15g，茯苓15g，杏仁10g，车前子（包）15g，麻黄9g，杏仁9g，桔梗9g，葶苈子（包）30g，甘草6g。

处方分析：肺为水之上源，方中以黄芩、桑白皮清泄肺热，源清而流自洁；麻黄、杏仁、桔梗、葶苈子宣降肺气，行气化痰；麦冬滋养肺阴，上源有水水自流；车前子、山栀、茯苓清热而利小便。

7.辅助检查：胸部CT明确胸腔积液病因；双肾、输尿管、膀胱B超，排除器质性病变；肾功能相关检查。

8.转归：患者服药后气急缓解，咳嗽减轻，基本无痰，胁肋胀满减轻，有便意，大便通畅，小便急。诚如《景岳全书·癃闭》所说："小水不通是为癃闭，此最危最急症也，水道不通，则上侵脾胃而为胀，外侵肌肉而为肿，泛及中焦则为呕，再及上焦则为喘。数日不通，则奔迫难堪，必致危殆。"一般说来，膀胱有尿者，预后较好。膀胱无水者若病程短，全身状况较好，预后也尚可；若病程较长，全身状况较差者，预后不佳；又见尿毒上攻者，预后极差。

9.病案分析思维流程图

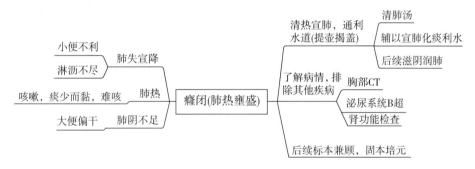

【病案二】

陈某，男，63岁，农民，2015年9月就诊。

主诉： 小便不畅反复发作5年，加重5天。

现病史： 患者小便不畅反复发作5年，有前列腺增生史，曾因排尿不出而导尿2次。近5天来因饮酒过度而致小便不畅加重，频数量少，淋涩疼痛，灼热，尿色浑浊，滴沥不尽，伴少腹窘迫胀痛，口干苦，大便结。舌红，苔黄腻，脉弦滑。

既往史： 前列腺增生病史6年。无高血压、冠心病、糖尿病等慢性病史。烟酒史数十年。

体检： T 36.5℃，P 88次/分，R 21次/分，BP 132/84mmHg。神清，精神欠振，腹部平软，无明显压痛，肝脾肋下未及，小腹胀满，舌红，苔黄腻，脉弦滑。

辅助检查： 尿常规：隐血（＋），白细胞（＋＋）；B超：前列腺体积为5.2cm×3.1cm×3.8cm，形态尚规则，内部回声尚均匀，膀胱内壁光整，残余尿200ml。

问题

①患者此次发病的病因病机是什么？

②给出中医诊断的分型和辨证依据。

③给出中医的治法和主方。

辨证分析思路

1.患者以小便不畅反复发作5年为典型症状。中医诊断：癃闭。

2.患者B超检查示前列腺肥大，残余尿较多，符合西医前列腺增生诊断。

3.辨证关键：①辨主因：尿热赤短涩，舌红苔黄，脉数，口渴不欲饮，小腹胀满者，多为热积膀胱。②辨虚实：起病急，病程短，因湿热蕴结、浊瘀阻塞、肝郁气滞、肺热气壅所致者，多属实证；起病较缓，病程较长者，体质较差，症见尿流无力，精神疲乏，舌质淡，脉沉细弱者，多属虚证。亦可虚实夹杂。

4.病因病机分析：本案患者年过花甲，肾虚为本，嗜食烟酒，伤及脾胃，湿热内生，湿热中阻，下注膀胱，膀胱受湿热阻滞，气化不利，小便不通，或尿量极少，而为癃闭。

5.证候分析：湿热下注膀胱，膀胱气化失司，则小便不通。热结膀胱，小腹胀满。热灼津液，则口干口苦，大便干结；湿热伤络，则排尿灼热涩痛。舌脉均为湿热之征。故本案当辨为膀胱湿热证。

6.立法处方：由上述可见，本案当属膀胱湿热，气化失司，治宜清热化湿，通利小便。方予八正散加减。

滑石30g，车前子10g，萹蓄15g，瞿麦15g，知母12g，黄柏12g，栀子12g，大黄10g，冬葵子10g，白茅根30g，甘草6g

处方分析：方中黄柏、车前子、篇蓄、瞿麦清膀胱之热；山栀清化三焦之湿热；滑石清利下焦之湿热；大黄通便泻火，清热解毒；白茅根凉血开闭；甘草和药缓急，止尿道涩痛。诸药合用，而有清热泻火、利水通淋之功。

7.辅助检查：总前列腺特异性抗原、游离前列腺特异性抗原。

8.转归：患者经清热化湿通利后，症状有所好转，必要时予以导尿，后期继续予补虚与化湿并行。癃闭若得到及时而有效的治疗，初起病"闭"，后转为"癃"，尿量逐渐增加，是病情好转的现象，一般说来，膀胱有尿者，预后较好，通过治疗完全可能获得痊愈。

9.病案分析思维流程图

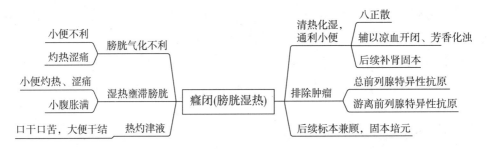

【其他疗法】

（一）外治法

1.独头蒜头1个，栀子3枚，盐少许，捣烂，摊纸贴脐部，良久可通。

2.食盐250g，炒热，布包熨脐腹，冷后炒热敷之。

（二）中成药

1.**清淋冲剂**　开水冲服，一次10g。一日2次。清热泻火，利水通淋。用于膀胱湿热，尿频涩痛，淋沥不畅，癃闭不通，小腹胀满，口干咽燥等症。

2.**癃闭舒胶囊**　一次3粒，一日2次。益肾活血，清热通淋，用于肾气不足、湿热瘀阻所致的癃闭。

3.**益元散**　调服或煎服，一次6g，一日1~2次。通九窍六腑，生津液，去留结，消蓄水，止渴宽中，补益五脏，大养脾肾之气。主治身热，吐利泄泻，肠澼，下痢赤白，癃闭淋痛，石淋，肠胃中积聚寒热。

（三）食疗

1. 参芪冬瓜汤 党参15g，生黄芪20g，冬瓜50g。先将党参、黄芪置于砂锅内加水煎15分钟去渣留汁，加入冬瓜煮至熟烂，再加调料（味精、香油、盐）即成，佐餐用。有健脾益气、升阳利尿之功效。

2. 桂草粥 肉桂3g，车前草30g，粳米50g。先煎肉桂、车前草，去渣取汁，再加入粳米煮熟即可，空腹服。有温阳利水之功效。

3. 杏梨石韦饮 杏仁10g，石韦12g，车前草15g，大鸭梨1个。将杏仁捣碎，鸭梨去核切块，与石韦、车前草加水同煮，熟后取汁代茶饮用。有滋阴利水的功效。

4. 利尿黄瓜汤 黄瓜1根，萹蓄、瞿麦各10g。先煎萹蓄、瞿麦，去渣取汁，重新煮沸后加入黄瓜片，再加调料（味精、盐、香油），待温食用。有清热利尿之功效。

（四）流水诱导法

使病人听到水声，即可有尿意，而随之排出小便。此法适用于神经官能症患者所引起的尿闭。

（五）导尿术

若经内服及上述治疗无效，而小腹胀满特甚，叩触小腹膀胱区浊音，当用导尿术。

【预防调护】

1. 锻炼身体，增强抵抗力，起居生活要有规律，避免久坐少动。

2. 保持心情舒畅，消除紧张情绪，切忌忧思恼怒。

3. 防止外邪入侵和湿热内生的有关因素，如过食肥甘、辛辣、醇酒，纵欲过度等。

4. 早期治疗淋证、水肿、尿路肿块、结石等疾患，对疫毒热病患者，要及时补充体液，维持体内液体平衡。

5. 尿潴留需要经行导尿的患者，必须严格执行规范操作，避免将外邪带入膀胱。

【要点概括】

（一）病因病机概括

癃闭的病位在膀胱，但和肾、脾、肺、三焦均有密切的关系。其主要病机为上焦肺之气不化，肺失通调水道，下输膀胱；中焦脾之气不化，脾虚不能升清降浊；下焦肾之气不化，肾阳亏虚，气化水，或肾阴不足，水府枯竭；肝郁气滞，使三焦气化不利；尿路阻塞，小便不通。

（二）辨证要点

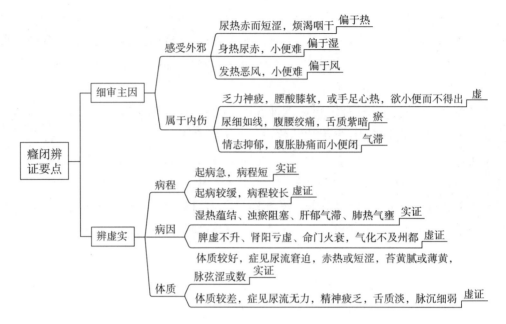

（三）基本辨证分型及治疗

表5-2　癃闭的基本辨证分型及治疗主方

分型	主症	治法	主方
膀胱湿热证	小便点滴不通，或量少而短赤灼热，小腹胀满，口苦口黏，或口渴不欲饮，或大便不畅	清热利湿，通利小便	八正散加减
肺热壅盛证	全日总尿量极少或点滴不通，咽干，烦渴欲饮，呼吸急促或咳嗽	清泻肺热，通利水道	清肺饮加减
肝郁气滞证	小便不通，或通而不爽，胁腹胀满，情志抑郁	疏利气机，通利小便	沉香散加减
尿道阻塞证	小便点滴而下，或尿细如线，甚则阻塞不通，小腹胀满疼痛	行瘀散结，通利水道	代抵当丸加减
脾气不升证	时欲小便而不得出，或量少而不爽利，气短，语声低微，小腹坠胀	益气健脾，升清降浊，化气利尿	补中益气汤合春泽汤加减
肾阳衰惫证	小便不通或点滴不爽，排出无力，面色㿠白，神气怯弱，畏寒怕冷，腰膝冷而酸软无力	温补肾阳，化气利尿	济生肾气丸加减

【临证备要】

本病需与淋证、关格进行鉴别。癃闭的病位在膀胱，但和肾、脾、肺、三焦均有密切的关系。癃闭的辨证以辨虚实为主，其治疗应据"六腑以通为用"的原则，着眼于通。但通用之法，因证候的虚实而异。实证治宜清湿热，散瘀结，利气机而通利水道；虚证治宜补脾肾，助气化，使气化得行，小便自通。同时，还要根据病因病机，病变在肺、在脾、在肾的不同，进行辨证论治，不可滥用通利小便之品。内服药物缓不济急时，应配合导尿或针灸以急通小便。

【名老中医验方选粹】

1.**魏舒和冬葵合剂** 冬葵子30g，石韦10g，萹蓄20g，车前子（包）15g，熟地25g，泽泻10g，菟丝子15g，乌药10g，生黄芪25g，党参15g，肉桂（分冲）3g。利水通淋，通利小便。用于前列腺增生的小便不畅。

2.**高道和公英葫芦汤** 蒲公英30g，葫芦茶30g，黄柏10g，制大黄10g，瞿麦10g，车前子（包）15g，冬葵子10g，白茅根30g，鬼箭羽15g，莪术10g，川牛膝10g，王不留行10g，天台乌药10g，藿香10g，生甘草6g。功效：清热化湿，泄利膀胱。用于前列腺增生症，症见小便不畅伴排尿灼痛、尿色浑浊，小腹胀满。

【思考题】

1.简述癃闭的病因病机。

2.癃闭肺热壅盛的主症、治法、代表方是什么？

3.癃闭还有其他常见证型，其辨证及治疗方药分别为何？

第六章 肾系疾病辨析

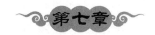

气血津液病证辨析

气血津液病证概述

气与血是人体生命活动的动力源泉，又是脏腑功能活动的产物。脏腑的生理现象、病理变化，均以气血为重要的物质基础。津液是人体正常水液的总称，也是维持人体生理活动的重要物质。津液代谢失常多继发于脏腑病变，而它又会反过来加重脏腑病变，使病情进一步发展。气血津液病常见有：郁证、血证、消渴、汗证、积聚等等，本章节主要对前三个病进行阐述。

【主要病机】

1.**气虚**　主要由于饮食失调，水谷精微不充，以致气的来源不足；或因大病久病，年老体弱及疲劳过度等，以致脏腑功能减弱，气的化生不足。由于正气不足，不能正常发挥气的推动、固摄、温煦、卫外等作用，而表现倦怠乏力，精神委顿，自汗，易于感冒等症。

2.**气郁**　由情志内伤所致，肝气郁结，气机不畅，而表现精神抑郁、胸胁胀满疼痛等症，继则常引起血郁、火郁、痰郁和病及脾胃等。

3.**气滞**　情志不舒，饮食失调，感受外邪，闪挫跌仆，以及痰浊、瘀血阻滞等多种原因均可导致气滞。由于气机阻滞，气血运行障碍，以致病变部位或脏腑出现胀满、疼痛。

4.**气逆**　多由情志内伤，饮食不节，寒温不适，或痰浊壅阻所致。气逆于上，以属实者为多。肝气上逆而发生头痛头胀、面红、烦躁易怒等症。因肝为刚脏，又为藏血之脏，故肝气上逆之时，甚则可血随气逆，引起咯血吐血，或壅遏清窍而致昏厥。

5.**血虚**　常由失血过多，脾胃虚弱，营养不良，久病不愈，以及血液化生障碍等原因所致。由于营血亏虚，脏腑经络失于濡养，而表现头晕眼花、神疲乏力、面色萎黄、唇舌色淡等症。

6.**血瘀**　情志不舒，饮食失调，感受外邪，跌仆损伤，以及久病正虚等多种原因均会导致血瘀。由于血行不畅甚至脉络瘀阻，不通则痛，而引起疼痛、积块、壅遏发热等症。

7.**津伤化燥**　由素体阴亏，内热亢盛，或热伤津液所致。由于津液亏少，失于滋润，而出现口渴、心烦、唇焦咽燥、鼻干目涩、舌红少苔少津等症。

【证治要点】

1.针对气血津液的病变性质进行治疗，补益其亏损不足，纠正其运行失常。如气虚宜补气益气，气郁宜理气解郁，气滞宜理气行气，气逆宜顺气降逆，血虚宜补血养血，血瘀宜活血化瘀，津伤化燥宜滋阴润燥。

2.气血津液的病证，虽有其共同性，但发病的脏腑不同，则症状表现的侧重点也就有所不同，应结合五脏病变的不同特点进行治疗。

3.重视补益脾胃。因脾胃为后天之本，气血生化之源，尤其是对气血津液亏耗过多或生成不足所形成的病证，应充分重视补益脾胃，以助生化之源。

4.重视气、血、津三者之间的关系。注意将气为血帅，气能行血、行津，气能摄血、摄津，血为气母，津能载气，津血同源等理论，用于指导气血津液有关病证的临床治疗。

5.注意攻补之适宜。气血津液疾病大多虚实夹杂，除纯属虚证者外，当分清标本缓急，虚实兼顾，补虚勿忘实，祛邪勿忘虚。

6.做好调摄护理工作对气血津液病证的好转及治愈有重要作用。气机郁滞是本章病证的基本病机之一，故首先应保持心情舒畅，增强战胜疾病的信心，避免强烈的精神刺激；其次要注意饮食调养。有的病证需着重补益，如虚劳及血证出血停止之后。但对消渴则控制饮食具有重要的治疗意义。再则是注意劳逸结合。除病情重者需卧床外，一般患者可视情况适当工作及活动。

第一节 郁 证

【病名本义】

郁证是由于情志不舒、气机郁滞所致，以心情抑郁、情绪不宁、胸部满闷、胁肋胀痛，或易怒易哭，或咽中如有异物梗塞等症为主要临床表现的一类病证。郁有积、滞、结等含义。郁病由精神因素所引起，以气机郁滞为基本病变，是内科病证中最为常见的一种。

郁有广义狭义之分，广义的郁，包括外邪、情志等因素所致的郁在内。狭义的郁，即单指情志不舒为病因的郁。明代以后的医籍中记载的郁病，多单指情志之郁而言。根据郁病的临床表现及其以情志内伤为致病原因的特点，主要见于西医学的神经衰弱、癔病及焦虑症等。另外，也见于更年期综合征及反应性精神病。当这些疾病出现郁病的临床表现时，可参考本节辨证论治。

【病名沿革】

《金匮要略·妇人杂病脉证并治》记载了属于郁病的脏躁及梅核气两种病证，并观察到这两种病证多发于女性，所提出的治疗方药沿用至今。元代《丹溪心法·六郁》提出了气、血、火、食、湿、痰六郁之说，创立了六郁汤、越鞠丸等相应的治疗方剂。明代《医学正传》首先采用郁证这一病证名称。自明代之后，已逐渐把情志之郁作为郁病的主要内容。如《古今医统大全·郁证门》说："郁为七情不舒，遂成郁结，既郁之久，变病多端。"《景岳全书·郁证》将情志之郁称为因郁而病，着重论述了怒郁、思郁、忧郁三种郁证的证治。《临证指南医案·郁》所载的病例，均属情志之郁。

【病案】

梁某某，女，37岁，公司职员，2016年8月就诊。

主诉：情绪低落半年余。

现病史：患者初来就诊时情绪低落，自诉工作压力大，情绪不宁，喜悲易哭，喜叹息，形体偏盛，面色偏暗，眼角黄斑，时有胸胁胀满，头痛时作，易感乏力，夜不能寐，入睡困难，口唇欠润，月经来潮多见血块，量少而色暗，胃纳一般，二便尚调。

既往史：否认"高血压、冠心病、糖尿病"等慢性病史。

体检：T 36.7℃，P 87次/分，R 21次/分，BP 126/81mmHg。神清，精神欠振，形体偏盛，面色晦暗而多黄斑，两肺呼吸音清，心律齐，未及明显病理性杂音。腹部平软，无明显压痛，肝脾肋下未及。舌淡红苔薄白，脉弦。

辅助检查：未见明显异常。

问题

①患者此次发病的病因病机是什么？

②患者病症表现属于六郁中的哪一种？

③给出中医诊断的分型和辨证依据。

④给出中医的治法和主方。

辨证分析思路

1.患者以情绪低落、喜悲易哭、喜叹息为典型症状。

2.患者实验室检查并无器质性病变。

3.**辨证关键：**广义的郁证包括外邪和内伤致病因素导致气血运行郁滞不畅。元代朱丹溪言"气血冲和，百病不生。一有怫郁，诸病生焉""故人身诸病，多生于郁"。《丹溪心法》载有"六郁证"，包括气郁、热郁、痰郁、湿郁、血郁和食郁，多为内伤、气候因素、饮食及其他病因所致。临床发现"久虚致郁"和"久郁致虚"的现象普遍存在，病机演变大致是肝气郁滞、气机郁滞则抑郁，久郁而化火，火灼阴分，阴不制阳，阳亢则焦虑。

4.病因病机分析：本案患者平素精神抑郁，致使气机阻滞，周身气血失于运行，属"郁证"之候。气血相互转化，气郁则血郁。

5.证候分析：思虑则气结，血流不畅，神明失于濡养，故见情绪不宁，喜悲易哭；气结则血凝，故见面色晦暗无华，眼角多生褐斑；气血不得运行，瘀结脑窍则头痛，积郁胸胁，人时感乏力，胸胁胀满；血郁于窍，阴阳失于交合，故见夜不安寐；妇人血病，则经血失常，故月经血块而色暗。

6.立法处方：由上述可见，本案当属气滞血瘀，治宜行气活血，解郁开郁。方予血府逐瘀汤加减。

柴胡10g，枳壳10g，桃仁10g，红花10g，当归12g，川芎10g，生地15g，桔梗10g，桂枝6g，炒酸枣仁12g，茯苓15g，丹皮10g，龙骨（先煎）30g，牡蛎（先煎）30g，合欢花10g。

处方分析：柴胡、枳壳以疏肝理气，桔梗在其中不仅可引药上行，也配伍枳壳取"枳桔散"理胸中大气之意；桃仁、红花、当归、川芎、生地活血祛瘀；桂枝，辛，入肝经，有活血通脉之效，也可疏肝；炒枣仁入心，有宁心安神之妙；加上龙骨、牡蛎取其重镇安神之意；茯苓健脾利水，因肝郁以健脾土为先；丹皮清热消瘀。方中药物气血兼顾，则周身气血得以流畅，胸中郁结可解。

7.辅助检查：甲状腺功能、甲状腺B超、头颅CT/MRI排除其他器质性疾病。

8.转归：患者口服中药行气活血，并配合心理疏导后，症状得以缓解，气畅血行，后续应以心理辅导为主，药物为辅，预后较佳。

9.病案分析思维流程图

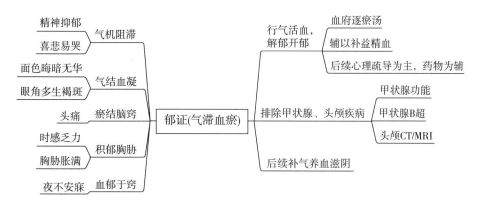

【其他疗法】

（一）中成药

1.**血府逐瘀口服液** 10ml，每日3次。活血化瘀，行气止痛。用于瘀血内阻、头痛或胸痛，内热憋闷，失眠多梦，心悸怔忡，急躁易怒。

2.**柴胡疏肝丸** 10g，每日2次。疏肝理气，消胀止痛。用于肝气不舒，胸胁痞闷，食滞不清，呕吐酸水。

3.**逍遥丸**　8丸，每日3次。疏肝健脾，养血调经。用于肝气不舒所致月经不调，胸胁胀痛，头晕目眩，食欲减退。

（二）食疗

1.**麻油豆腐皮**　用豆腐皮50g，在沸水中煮软后捞起，切成丝放入盘中，倒入酱油5g、芝麻油15g、芥末3g，拌匀即成。佐餐食用。本方富含色氨酸，有消除抑郁、振奋精神、使人轻松开朗的作用。这是因为色氨酸在体内能转化成5-羟色胺，而5-羟色胺则是脑细胞之间传输信号的"神经传输器"。信息灵通，脑细胞活跃，活力增强，就可使抑郁状态缓解。

2.**牛肉烧豆腐**　精牛肉（去筋膜）50g，剁成细粒，锅中放入玉米油50g，烧热后炒牛肉粒至半熟，下豆腐块200g，中火烧几分钟，放酱油10g、豆瓣少许，烧至牛肉熟即成，佐餐食用。本方动植物蛋白搭配，提供人体必需氨基酸，使脑内去甲肾上腺素、5-羟色胺增加，从而增强中枢神经的兴奋性，改善低落的情绪、忧郁的心理。

3.**芝麻酱拌莴笋叶**　新鲜莴笋叶250g洗净，沸水中氽一下即捞入盘中；生松子仁30g捣烂，调入芝麻酱50g，与莴笋叶拌匀，可以加入少许酱油和味精，佐餐食用。本方有疏肝解郁的功效。富含镁，镁有利于神经传导和细胞的新陈代谢，尤其能使脂肪皂化分解，起到降低血脂、消除忧郁、使人开朗的作用。

【预防调护】

（一）预防

正确对待各种事物，避免忧思郁虑，防止情志内伤，是防治郁病的重要措施。

（二）护理

医务人员深入了解病史，详细进行检查，用诚恳、关怀、同情、耐心的态度对待病人，取得患者的充分信任，在郁病的治疗及护理中具有重要作用。对郁病患者，应做好精神治疗的工作，使病人能正确认识和对待疾病，增强治愈疾病的信心，并解除情志致病的原因，以促进郁病的完全治愈。

【要点概括】

（一）病因病机概括

郁病的病因是情志内伤，其病理变化与心、肝、脾有密切关系。初病多实，以六郁见症为主，其中以气郁为病变的基础，病久则由实转虚，引起心、脾、肝气血阴精的亏损，而成为虚证类型。临床上虚实互见的类型亦较为多见。郁病的主要临床表现为心情抑郁，情绪不宁，胸胁胀满疼痛，或咽中如有异物梗塞，或时作悲伤哭泣。郁病可分为实证和虚证两类。

（二）辨证要点

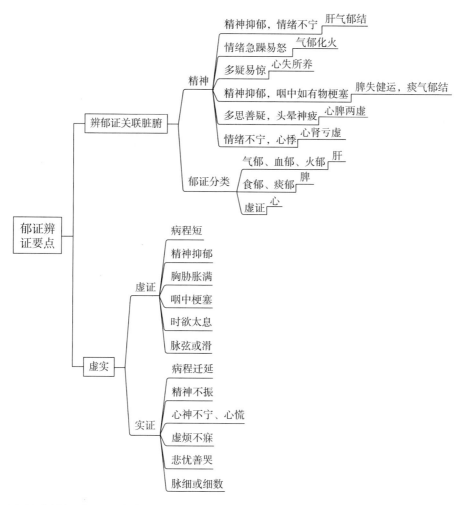

（三）基本辨证分型及治疗

表6-1　郁证的基本辨证分型及治疗主方

分型	主症	治法	主方
肝气郁结证	精神抑郁，情绪不宁，胸部满闷，胁肋胀痛，痛无定处，脘闷嗳气，不思饮食，大便不调	疏肝解郁，理气畅中	柴胡疏肝散加减
气郁化火证	性情急躁易怒，胸胁胀满，口苦而干，或头痛、目赤、耳鸣，或嘈杂吞酸，大便秘结	疏肝解郁，清肝泻火	丹栀逍遥散加减
血行郁滞证	精神抑郁，性情急躁，头痛，失眠，健忘，或胸胁疼痛，或身体某部有发冷或发热感	活血化瘀，理气解郁	血府逐瘀汤加减
痰气郁结证	精神抑郁，胸部闷塞，胁肋胀满，咽中如有物梗塞，吞之不下，咯之不出	行气开郁，化痰散结	半夏厚朴汤加减
心神失养证	精神恍惚，心神不宁，多疑易惊，悲忧善哭，喜怒无常，或时时欠伸，或手舞足蹈，骂詈喊叫	甘润缓急，养心安神	甘麦大枣汤加减

分型	主症	治法	主方
心脾两虚证	多思善疑，头晕神疲，心悸胆怯，失眠，健忘，纳差，面色不华	健脾养心，补益气血	归脾汤加减
心肾亏虚证	情绪不宁，心悸，健忘，失眠，多梦，五心烦热，盗汗，口咽干燥	滋阴养血，补心安神	天王补心丹加减

【临证备要】

在治疗郁证的时候，除了采取必要的医疗手段也要兼顾病人情志的调养，适时采取心理辅导，转移病人的心理注意力，要能够让病人"移情易性"。运用药物治疗病人心烦、失眠等症是治标，调理情志才是治本。

【名老中医验方选粹】

1.**王健化痰解郁汤** 桃仁10g，赤芍20g，柴胡25g，大腹皮25g，陈皮10g，青皮10g，炒苏子25g，香附20g，远志20g，石菖蒲24g。此方理气化痰，疏肝解郁。用于痰气郁结、肝气不舒、脾胃不和所致之轻中度郁证。

2.**吴兆祥验方** 法半夏10g，茯苓15g，陈胆星6g，枳实6g，川贝10g，海蛤粉10g，旋覆花10g，丹参10g，太子参12g，二冬各6g，郁金10g，琥珀末（冲服）1.5g。此方养心润肺，清热化痰，用于梅核气气滞痰郁证。

【思考题】

1.简述郁证的病因病机。

2.肝气郁结证的主症、治法、代表方是什么？

3.郁证的临证要点是什么？

第二节 消 渴

【病名本义】

消渴病是由于先天禀赋不足，复因情志失调、饮食不节等原因所导致的以阴虚燥热为基本病机，以多尿、多饮、多食、乏力、消瘦，或尿有甜味为典型临床表现的一种疾病。

本节之消渴病与西医学的糖尿病基本一致。西医学的尿崩症，因具有多尿、烦渴的临床特点，与消渴病有某些相似之处，可参考本节辨证论治。

【病名沿革】

消渴之名，首见于《素问·奇病论》，根据病机及症状的不同，《内经》还有消瘅、膈消、肺消、消中等名称的记载。《证治准绳·消瘅》在前人论述的基础上，对三消的临床分类作了规范，"渴而多饮为上消（经谓膈消），消谷善饥为中消（经谓消中），渴而便数有膏为下消（经谓肾消）"。

【病案】

秦某某，男，63岁，退休，2017年10月就诊。

主诉： 口渴多饮10年，伴下肢冷痛加重2天。

现病史： 患者10年前无明显诱因出现口渴、多饮症状，遂于当地医院就诊，时查空腹血糖为9.7mmol/L，诊断为2型糖尿病，现血糖控制方案为诺和锐30早22 U／晚22 U，皮下注射，现阶段血糖控制在空腹8.3mmol/L、餐后12~13mmol/L。刻下：口渴多饮，尿频，双下肢冷痛时作，伴麻木、乏力，夜间加重，怕冷，偶有胸闷心慌，纳可，寐差，二便调。

既往史： 5年前有胆囊摘除手术史，否认高血压、冠心病等其他内科疾病史。

体检： T 36.7℃，P 87次/分，R 21次/分，BP 126/83mmHg。神清，精神欠振，形体偏瘦，心肺听诊未及明显异常，腹部平软，无明显压痛，肝脾肋下未及。舌淡紫，苔薄白，脉细涩无力。

辅助检查： 空腹血糖：8.5mmol/L。

问题

①患者此次发病的病因病机是什么？

②此证属于上消？中消？下消？

③给出中医诊断的分型和辨证依据。

④给出中医的治法和主方。

辨证分析思路

1.患者以口渴多饮，尿频，双下肢冷痛时作、伴麻木、乏力为典型症状。

2.患者下肢麻木、冷痛，又符合痹症表现，西医上是为糖尿病合并周围神经病变。

3.辨证关键：①辨病位：消渴病的三多症状，往往同时存在，但根据其表现程度的轻重不同，而有上、中、下三消之分，及肺燥、胃热、肾虚之别。通常把以肺燥为主，多饮症状较突出者，称为上消；以胃热为主，多食症状较为突出者，称为中消；以肾虚为主，多尿症状较为突出者，称为下消。②辨标本：本病以阴虚为主，燥热为标，两者互为因果，常因病程长短及病情轻重的不同，而阴虚和燥热之表现各有侧重。一般初病多以燥热为主，病程较长者则阴虚与燥热互见，日久则以阴虚为主。进而由于阴损及阳，可见气阴两虚，并可导致阴阳俱虚之证。③辨本证与并发症：多饮、多食、多尿和乏力、消瘦为消渴病本证的基本临床表现，而易发生诸多并发症为本病的另一特点。本证与并发症的关系，一般以本证为主，并发症为次。多数患者，先见本证，随病情的发展而出现并发症。但亦有少数患者与此相反，如少数中老年患者，"三多"及消瘦的本证不明显，常因痹证、痈疽、眼疾、心脑病症等为线索，最后确诊为本病。

4.病因病机分析：该患者为消渴日久，气虚血弱，阴损及阳，阴阳两虚。

5.证候分析：气虚则生血乏源，进而导致血虚，阳虚则寒凝，气虚、血虚、寒凝均可致血瘀，故表现为双下肢麻木、怕冷、乏力，舌淡紫，脉细涩无力。瘀血阻络，不通则痛，故双下肢冷痛，症状夜间加重，更是肝肾阳虚的表现。故本案当辨为阳虚血弱，气虚寒凝证。

6.立法处方：由上述可见，本案当属阳虚血弱，气虚寒凝，治宜行气活血，通阳化瘀。方予当归四逆汤合旋覆花汤加减。

当归20g，桂枝15g，白芍15g，炙甘草10g，细辛5g，通草15g，旋覆花15g，茜草15g，吴茱萸10g，肉桂10g，附子10g，丹参25g。

处方分析：旋覆花味咸性温，舒郁宽胸，善通肝络而行气散结，茜草行血散瘀，使气行血畅、阳通瘀化；加入归肝肾二经之吴茱萸散寒止痛，肉桂温经通脉、引火归原，附子补火助阳，加强温阳通脉之力，配以一味丹参活血补血，在温补的同时行气活血、通阳散结。共奏温补肝肾、行气活血、养血通络之功效。

7.辅助检查：下肢静脉彩超、眼部检查排除并发症。

8.转归：二诊患者症状略有改善，可知上方辨证准确，予以原方并加大附子、肉桂的剂量以增温阳之力。三诊症状已有好转，效不更方，继服14剂巩固疗效。

消渴病是现代社会中发病率甚高的一种疾病，尤以中老年发病较多。"三多"和消瘦的程度，是判断病情轻重的重要标志。早期发现、坚持长期治疗、生活规律、饮食控制的患者，其预后较好。并发症是影响病情、损伤患者劳动力和危及患者生命的重要因素，故应十分注意及早防治各种并发症。

9.病案分析思维流程图

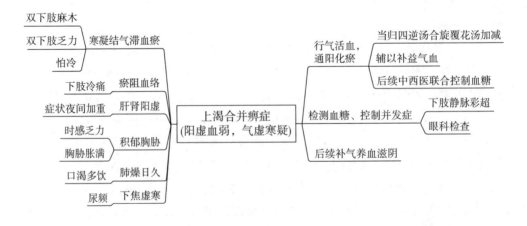

【其他疗法】

（一）中成药

1.**消渴丸**　滋肾养阴、益气生津。具有改善多饮、多尿、多食等临床症状及较好的降低血糖的作用。主治2型糖尿病。每次5～20粒，每日2～3次，饭前30分钟服用。由于本药内含优降糖（格列本脲），所以严禁与优降糖同时服用，以免发生严重的低血糖。严重的肝肾疾病慎用，胰岛素依赖型糖尿病患者不宜服用。

2.**降糖舒**　6片，每日3～4次。益气养阴，生津止渴。主治2型糖尿病无严重并发症者。

3.**玉泉丸**　5g，每日4次。益气生津，清热除烦，滋肾养阴。主治2型糖尿病轻、中型患者及老年糖尿病。

（二）食疗

1.**玉米须煲瘦肉**　玉米须30g，瘦猪肉100g，加水共煮汤。待熟后去玉米须，饮汤食肉。本方适用于一般糖尿病患者，但偏于肾阳不足者不宜食用。

2.**家常炒洋葱**　洋葱250g，用家常烹炒法制成菜肴，随饭食用。或取洋葱50～100g，水煮1～2分钟后服食。洋葱有温中、下气、消积等功效，能提高血中胰岛素水平以降低血糖，还能抑制高脂肪饮食引起的血胆固醇升高，适用于糖尿病伴有动脉硬化患者食用。

3.**枸杞子炖兔肉**　枸杞子15g，兔肉250g，加水适量，文火炖熟后加盐调味，饮汤食兔肉。枸杞子为滋补肝肾之良药，有降血糖作用；兔肉有补中益气、止渴健脾、滋阴强壮之功用。该方适用于糖尿病之偏于肝肾不足者。肠燥胃热者不宜。

【预防调护】

本病除药物治疗外，注意生活调摄具有十分重要的意义。正如《儒门事亲·三消之说当从火断》说："不减滋味，不戒嗜欲，不节喜怒，病已而复作。能从此三者，消渴亦不足忧矣。"其中，尤其是节制饮食，具有基础治疗的重要作用。在保证机体合理需要的情况下，应限制粮食、油脂的摄入，忌食糖类，饮食宜以适量米、麦、杂粮，配以蔬菜、豆类、瘦肉、鸡蛋等，定时定量进餐。戒烟酒、浓茶及咖啡等。保持情志平和，制订并实施有规律的生活起居制度。

【要点概括】

（一）病因病机概括

消渴病的病机主要在于阴津亏损，燥热偏盛，而以阴虚为本，燥热为标，两者互为因果，阴愈虚则燥热愈盛，燥热愈盛则阴愈虚。消渴病变的脏腑主要在肺、胃、肾，尤以肾为关键。三脏之中，虽可有所偏重，但往往又互相影响。

肺主气为水之上源，敷布津液。肺受燥热所伤，则津液不能敷布而直趋下行。随小便排出体外，故小便频数量多；肺不布津则口渴多饮。正如《医学纲目·消瘅门》说："盖肺藏气，肺无病则气能管摄津液之精微，而津液之精微者收养筋骨血脉，余者为溲。肺病则津液无气管摄，而精微者亦随溲下。"

胃为水谷之海，主腐熟水谷，脾为后天之本，主运化，为胃行其津液。脾胃受燥热所伤，胃火炽盛，脾阴不足，则口渴多饮，多食善饥；脾气虚不能转输水谷精微，则水谷精微下流注入小便，故小便味甘；水谷精微不能濡养肌肉，故形体日渐消瘦。

肾为先天之本，主藏精而寓元阴元阳。肾阴亏虚则虚火内生，上燔心肺则烦渴多饮，中灼脾胃则胃热消谷，肾失濡养，开阖固摄失权，则水谷精微直趋下泄，随小便而排出体外，故尿多味甜。

（二）辨证要点

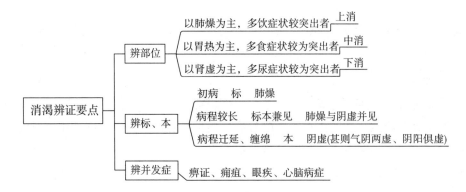

（三）基本辨证分型及治疗

表6-2　消渴的基本辨证分型及治疗主方

分型	主症	治法	主方
上消 肺热津伤证	烦渴多饮，口干舌燥，尿频量多，舌边尖红，苔薄黄，脉洪数	清热润肺，生津止渴	消渴方加减
中消 胃热炽盛证	多食易饥，口渴，尿多，形体消瘦，大便干燥，苔黄，脉滑实有力	清胃泻火，养阴增液	玉女煎加减
下消 肾阴亏虚证	尿频量多，混浊如脂膏，或尿甜，腰膝酸软，乏力，头晕耳鸣，口干唇燥，皮肤干燥、瘙痒，舌红苔，脉细数	滋阴补肾，润燥止渴	六味地黄丸加减
下消 阴阳两虚证	小便频数，混浊如膏，甚至饮一溲一，面容憔悴，耳轮干枯，腰膝酸软，四肢欠温，畏寒肢冷，阳痿或月经不调，舌苔淡白而干，脉沉细无力	温阳滋阴，补肾固摄	金匮肾气丸加减

【临证备要】

消渴病是以多饮、多食、多尿及消瘦为临床特征的一种慢性内伤疾病。前三个症状，也是作为上消、中消、下消临床分类的侧重症状。其病位主要与肺、胃（脾）、肾有关，尤与肾的关系最为密切。在治疗上，以清热润燥、养阴生津为基本治则，对上、中、下消有侧重润肺、养胃（脾）、益肾之别。但上中下三消之间有着十分密切的内在联系，其病机性质是一致的，正如《圣济总录·消渴门》所说："原其本则一，推其标有三。"由于消渴易发生血脉瘀滞、阴损及阳的病变，及发生多种并发症，故应注意及时发现、诊断和治疗。

【名老中医验方选粹】

施今墨经验方 玄参90g，苍术30g，麦冬60g，杜仲60g，茯苓60g，生黄芪120g，枸杞子90g，五味子30g，葛根30g，二仙胶60g，熟地60g，怀山药120g，山萸肉60g，丹皮30g，人参60g，玉竹90g，冬青子30g。研为细末，另用黑大豆1000g，煎成浓汁去渣，共和为小丸。每次6g，每日3次。适用于成年人糖尿病，血糖尿糖控制不理想者。

【思考题】

1. 简述消渴的病因病机。
2. 中消胃热炽盛证的主症、治法、代表方是什么？
3. 消渴的预防调护主要有哪些？

第三节　血　证

【病名本义】

凡由多种原因引起火热熏灼或气虚不摄，致使血液不循常道，或上溢于口鼻诸窍，或下泄于前后二阴，或渗出于肌肤所形成的疾患，统称为血证。也就是说，非生理性的出血性疾患，称为血证。在古代医籍中，亦称为血病或失血。血证的范围相当广泛，凡以出血为主要临床表现的内科病症，均属本证的范围。

西医学中多种急慢性疾病所引起的出血，包括呼吸、消化、泌尿系统疾病有出血症状者，以及造血系统病变所引起的出血性疾病，均可参考本节辨证论治。

【病名沿革】

早在《内经》即对血的生理及病理有较深入的认识，有关篇章对血溢、血泄、衄血、咳血、呕血、溺血、溲血、便血等病证作了记载，并对引起出血的原因及部分血证的预后有所论述。《金匮要略·惊悸吐衄下血胸满瘀血病脉证治》最早记载了泻心汤、柏叶汤、黄土汤等治疗吐血、便血的方剂，沿用至今。《医学正传·血证》率先将各种出血病证归纳在一起，并以"血证"之名概之。自此之后，血证之名即为许多医家所采用。

【病案】

季某，男，53岁，职员，2016年5月就诊。

主诉： 鼻腔出血1周，加重2天。

现病史： 原有肝病多年，病情稳定，平时无明显不适。1周来时有鼻腔少量出血，自服云南白药治疗，效果欠佳，2天前鼻血加重，就诊耳鼻喉科给予棉球压迫止血，24h后取出不久，鼻血又出，血色鲜红，再给上法处理，并令患者半卧床上，静养休息。检查示凝血时间稍长，但血小板正常、肝功能正常。半日后患者因言语又有少量鲜红色血从鼻腔倒流至口腔吐出，怕病情加重来求诊中医。刻诊：伴见面色略暗，性情多急，大便2天未行。

既往史： 乙型肝炎病史7年，否认其他内科疾病史。

体检： T 37.2℃，P 89次/分，R 23次/分，BP 127/75mmHg。神清，精神欠振，面色晦暗，鼻腔充血，心肺听诊未及明显异常，腹部平软，无明显压痛，肝脾肋下未及。舌质略红、苔白，脉弦有力。

辅助检查： 凝血酶原时间（PT）：16s。

问题

①此病属于血证中哪种？

②患者此次发病的病因病机是什么？

③给出中医诊断的分型和辨证依据。

④给出中医的治法和主方。

辨证分析思路

1.患者以鼻腔长时间出血且加重为典型症状。

2.患者凝血检查示凝血酶原时间略长。余检查无特殊。

3.辨证关键：①辨病证：根据由于引起出血的原因以及出血部位的不同来辨别，从鼻腔而出为鼻衄。②辨脏腑：同一血证，可以由不同的脏腑病变而引起，应注意辨别。同属鼻衄，但病变脏腑有在肺、在胃、在肝的不同。③辨寒热虚实：血证由火热熏灼，热迫血行引起者为多。但火热之中，有实火及虚火的区别。血证有实证及虚证的不同，一般初病多实，久病多虚；由实火所致者属实，由阴虚火旺、气虚不摄血甚至阳气虚衰所致者属虚。证候的寒热虚实不同，则治法各异，应注意辨明。

4.病因病机分析：患者之鼻衄，因素有肝病，复加性情多急，木郁化火，一则肝阴暗耗，肝阳上亢，鼓动气血上行；一则木火刑金，灼伤肺络，使肺之鼻窍脉络受伤而血外溢。

5.证候分析：木火刑金，灼伤肺络，故而使肺之鼻窍脉络受伤而血外溢，鼻出血不止。

体内之火煎灼津液，使肠燥津枯，故而大便难行。血行不畅，面色不荣。故本案当辨为肝火上逆。

6.立法处方：由上述可见，本案当属肝郁多怒，胃郁气逆，治宜降逆平肝肃肺。方予秘红丹加减。

大黄6g，肉桂3g，代赭石、白芍各20g，白茅根50g。

处方分析：白芍酸收养阴，敛肝柔肝；白茅根凉血止血，善止鼻衄；平肝之药，以桂为最要，肝属木，木得桂则枯也，而单用之则失于热；降胃止血之药，以大黄为最要，胃气不上逆，血即不逆行也，而单用之又失于寒，若二药并用，则寒热相济，性归和平，降胃平肝，兼顾无遗。再以重坠之药（代赭石）辅之，则力专下行，其效当更捷也。

7.辅助检查：复查肝功能、血常规、凝血全套、鼻镜检查，排除血液系统等其他疾病。

8.转归：服药1剂，翌日鼻腔药棉取出后，仅有少量血痂溢出。续服2剂，鼻血未再发生。二诊上方去芍药，再服6剂，血止未作。随访1年未复发。

9.病案分析思维流程图

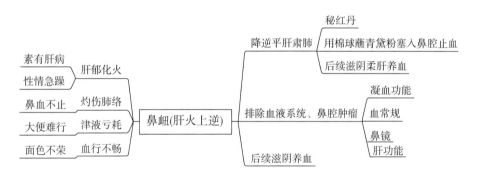

【其他疗法】

（一）外治法

1.局部用云南白药止血。

2.用棉球蘸青黛粉塞入鼻腔止血。

3.用湿棉条蘸塞鼻散（百草霜15g，龙骨15g，枯矾60g，共研极细末）塞鼻等。

（二）中成药

1.**血宁冲剂**　一次1/2～1袋，一日2次。用于血友病、血小板减少症、紫癜、鼻衄、齿龈出血等症的辅助治疗。

2.**牛黄上清丸**　一次1丸，一日2次。用于热毒内盛、风火上攻所致的头痛眩晕、目赤耳鸣、咽喉肿痛、口舌生疮、牙龈肿痛、大便燥结。

3.**羚翘解毒丸**　口服，一次1丸，一日2～3次。用于风热感冒，恶寒发热，头晕目眩，咳嗽，咽痛。

（三）食疗

1.白茅根蜜饮　白茅根200g，蜂蜜20g。新鲜的白茅根洗净晾干切成小段或者切成片，加入适量水煮10分钟，纱布过滤取汁，加入适量的蜂蜜，调拌均匀。每天早晚各服用1次。适于各种类型的鼻衄。

2.丝瓜薄荷汤　鲜丝瓜1000g，薄荷叶8片。鲜丝瓜加薄荷叶同煎汤，用精盐调味后饮用。适用于暴晒后面赤脑胀、鼻出血者。

3.龙胆草蜂蜜饮　龙胆草6g，蜂蜜30g。龙胆草洗净晒干切成小段，加入水煎煮30分钟，纱布过滤出汁，趁热放入蜂蜜搅拌均匀，每天早晚各服用1次。适用于肝火上逆所引起的鼻出血。

【预防调护】

（一）预防

注意饮食有节，起居有常，劳逸适度，避免情志过极。对血证患者要注意精神调摄，消除其紧张、恐惧、忧虑等不良情绪。注意休息，病重者应卧床休息。

（二）护理

严密观察病情的发展和变化，若出现头昏、心慌、汗出、面色苍白、四肢湿冷、脉芤或细数等，应及时救治，以防产生厥脱之证。宜进食清淡、易于消化、富有营养的食物，如新鲜蔬菜、水果、瘦肉、蛋等，忌食辛辣香燥、油腻炙煿之品，戒除烟酒。吐血量大或频频吐血者，应暂予禁食，并应积极治疗引起血证的原发疾病。

【要点概括】

（一）病因病机概括

病机可以归结为火热熏灼、迫血妄行及气虚不摄、血溢脉外两类。正如《景岳全书·血证》说："血本阴精，不宜动也，而动则为病。血主荣气，不宜损也，而损则为病。盖动者多由于火，火盛则逼血妄行；损者多由于气，气伤则血无以存。"在火热之中，又有实火及虚火之分。外感风热燥火，湿热内蕴，肝郁化火等，均属实火；而阴虚火旺之火，则属虚火。气虚之中，又有仅见气虚和气损及阳、阳气亦虚之别。

从证候的虚实来说，由火热亢盛所致者属于实证；由阴虚火旺及气虚不摄所致者，则属于虚证。实证和虚证虽各有其不同的病因病机，但在疾病发展变化的过程中，又常发生实证向虚证的转化，如开始为火盛气逆，迫血妄行，但在反复出血之后，则会导致阴血亏损，虚火内生；或因出血过多，血去气伤，以致气虚阳衰，不能摄血。因此，在某些情况下，阴虚火旺及气虚不摄，既是引起出血的病理因素，又是出血所导致的结果。

（二）辨证要点

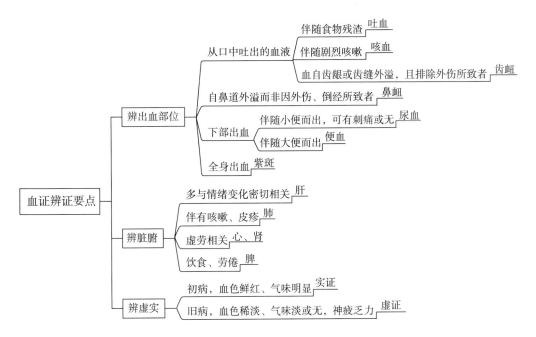

（三）基本辨证分型及治疗

表6-3 血证的基本辨证分型及治疗主方

病名	分型	主症	治法	主方
鼻衄	热邪犯肺	鼻燥衄血，口干咽燥，或兼有身热、咳嗽痰少等症	清泄肺热，凉血止血	桑菊饮
	胃热炽盛	鼻衄，或兼齿衄，血色鲜红，口渴欲饮，鼻干，口干臭秽，烦躁，便秘	清胃泻火，凉血止血	玉女煎
	肝火上炎	鼻衄，头痛，目眩，耳鸣，烦躁易怒，面目红赤，口苦	清肝胃火，凉血止血	龙胆泻肝汤
	气血亏虚	鼻衄，或兼齿衄、肌衄，神疲乏力，面色苍白，头晕，耳鸣，心悸，夜寐不宁	补气摄血	归脾汤
齿衄	胃火炽盛	齿衄血色鲜，齿龈红肿疼痛，头痛，口臭	清胃泻火，凉血止血	加味清胃散合泻心汤
	阴虚火旺	齿衄，血色淡红，起病较缓，常因受热及烦劳而诱发，齿摇不坚	滋阴降火，凉血止血	六味地黄丸合茜根散
咳血	燥热伤肺	喉痒咳嗽，痰中带血，口干鼻燥，或有身热	清热润肺，宁络止血	桑杏汤
	肝火犯肺	咳嗽阵作，痰中带血或纯血鲜红，胸胁胀痛，烦躁易怒	清肝泻火，凉血止血	泻白散合黛蛤散
	阴虚肺热	咳嗽痰少，痰中带血或反复咳血，血色鲜红，口干咽燥，颧红，潮热盗汗	滋阴润肺，宁络止血	百合固金汤

病名	分型	主症	治法	主方
吐血	胃热壅盛	脘腹胀闷，甚则作痛，吐血色红或紫暗，常夹有食物残渣，口臭，便秘，大便色黑	清胃泻火，化瘀止血	泻心汤合十灰散
	肝火犯胃	吐血色红或紫暗，口苦胁痛，心烦易怒，寐少梦多	泻肝清胃，凉血止血	龙胆泻肝汤
	气虚血溢	吐血缠绵不止，时轻时重，血色暗淡，神疲乏力，心悸气短，面色苍白	健脾养心，益气摄血	归脾汤
便血	肠道湿热	便血色红，大便不畅或稀溏，或有腹痛，口苦	清化湿热，凉血止血	地榆散合槐角丸
	气虚不摄	便血色红或紫暗，食少，体倦，面色萎黄，心悸，少寐，舌质淡，脉细	益气摄血	归脾汤
	脾胃虚寒	便血紫暗，甚则黑色，腹部隐痛，喜热饮，面色不华，神倦懒言，便溏	健脾温中，养血止血	黄土汤
尿血	下焦湿热	小便黄赤灼热，尿血鲜红，心烦口渴，面赤口疮，夜寐不安，舌质红，脉数	清热泻火，凉血止血	小蓟饮子
	肾虚火旺	小便短赤带血，头晕耳鸣，神疲，颧红潮热，腰膝酸饮	滋阴降火，凉血止血	知柏地黄丸
	脾不统血	久病尿血，甚或兼见齿衄、肌衄，食少，体倦乏力，气短声低，面色不华	补脾摄血	归脾汤
	肾气不固	久病尿血，血色淡红，头晕耳鸣，精神困惫，腰脊酸痛	补益肾气，固摄止血	无比山药丸
紫斑	血热妄行	皮肤出现青紫斑点或斑块，或伴有鼻衄、齿衄、便血、尿血，或有发热，口渴，便秘	清热解毒，凉血止血	十灰散
	阴虚火旺	皮肤出现青紫斑点或斑块，时发时止，常伴鼻衄、齿衄或月经过多，颧红，心烦，口渴，手足心热，或有潮热，盗汗	滋阴降火，宁络止血	茜根散
	气不摄血	反复发生肌衄，久病不愈，神疲乏力，头晕目眩，面色苍白或萎黄，食欲不振	补气摄血	归脾汤

【临证备要】

血证以血液不循常道，溢于脉外为共同特点。随出血部位的不同，常见的血证有鼻衄、齿衄、咳血、吐血、便血、尿血、紫斑等多种。外感内伤的多种病因均会导致血证。其基本病机可以归纳为火热熏灼及气虚不摄两大类。在火热之中有实火、虚火之分；在气虚之中有气虚和气损及阳之别。治疗血证主要应掌握治火、治气、治血三个基本原则。实火当清热泻火，虚火当滋阴降火；实证当清气降气，虚证当补气益气。各种血证均应酌情选用凉血止血、收敛止血或活血止血的药物。严密观察病情，做好调摄护理，对促进血证的治愈有重要意义。

【名老中医验方选粹】

1.**朱南孙验方**　当归15g，赤芍15g，生熟地各9g，川芎6g，蒲黄炭（包）15g，五灵脂（包）15g，茜草15g，大小蓟（各）15g，旱莲草15g，仙鹤草30g，益母草20g，焦山楂12g。此方活血化瘀，凉血止血，用于脾肾气虚、阴血不足伴有血瘀的崩漏出血。

2.**焦中华止血方**　生黄芪30g，炒白术15g，茯苓20g，生地20g，丹皮30g，仙鹤草45g，藕节45g，女贞子20g，茜草15g，旱莲草30g，白茅根30g，三七粉（冲服）3g，甘草6g。具有补中健脾、益气摄血之功效，常用于主治脾不统血、气不摄血型之血证、虚劳等。

【思考题】

1.简述血证的病因病机。

2.咳嗽鼻衄肝火上炎的主症、治法、代表方是什么？

3.血证的辨证要点有哪些？

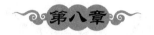

第八章

肢体经络病证辨析

肢体经络病证概述

肢体经络病证是由于外感或内伤等因素，导致机体病变，出现肢体经络相关症状，甚或肢体功能障碍、结构失常的一大类疾病的总称，临床常见有痹证、痉证、痿证、颤证、腰痛等。

【主要病机】

1.**邪袭经络**　因起居不慎、居住潮湿、风寒湿热等邪外袭机体，闭阻经络。病初为寒热证，继而邪壅经络，影响气血运行而导致肢体筋骨、关节、肌肉等发生疼痛、重着、酸楚、麻木、肿大、僵硬或屈伸不利等。轻者病在四肢关节肌肉，重者内舍于脏可致痉或痿。

2.**经络失养**　因气血生化不足，无气固津，无血养神，筋脉失养而致拘挛，或先天禀赋不足，经络空虚而拘挛，或年迈体弱，心肾日衰，阴精耗损致气血津液亏竭，表现出神疲乏力、耳鸣耳聋、肢体麻木不仁或抽掣疼痛，重者则项背强直、眼震口噤、肢体拘挛等。

3.**气血瘀滞**　因外邪、内伤或患慢性消耗性疾病致经络气滞血瘀，血瘀阻络，气血运行失调，肢体筋脉弛缓或日渐肌痿，呈现痿软不用之证；气血瘀滞、阴血亏虚，则不能濡养脑髓，继而髓枯筋痿，言迟行缓；血虚生风，风动则心悸不寐或见肢颤不可持物等痿颤病证。

【证治要点】

1.**以通为用**　经络肢体病证总以经络病变为核心，而影响肌肉筋骨等，故在治疗上，必以通经活络为大法。根据虚实，虚则补益，助之使通；实则去其阻滞，泻之使通，亦通法也。

2.**虚实分治**　虚证宜益气养血，培补肝肾，根据虚之所在，或健脾益气，或气血双补，或滋阴清热，或补益肝肾。实证宜祛邪通络，根据感邪的不同，分别予以祛风散寒、疏风清热、清热除湿、或化痰行瘀、活血通络。虚实夹杂，当权衡主次，攻补兼施。

第一节　腰　痛

【病名本义】

腰痛又称"腰脊痛"，是指因外感、内伤或跌仆挫闪导致腰部气血运行不畅，或失于濡养，引起腰脊或脊旁部位疼痛为主要症状的一种病证。西医学中强直性脊柱炎、腰肌纤维炎、腰椎骨质增生、腰椎间盘病变、腰肌劳损等腰部病变及某些内脏疾病以腰痛为主症时，均可参照本篇辨证论治，但因外科、妇科疾病引起的腰痛，不在本篇的讨论范围。

【病名沿革】

腰痛病名首见于《内经》，《素问·刺腰痛论》根据经络循行，阐述了足三阴、足三阳以及奇经八脉为病所出现的腰痛病证，并介绍了相应的针灸治疗方法。

【病案】

张某，男，21岁，学生，2011年2月就诊。

主诉：腰部疼痛伴晨僵4个月，加重2天。

现病史：自4个月前淋雨受凉后，腰部疼痛，活动不利，昼轻夜重，晨起患处有僵硬感，轻微活动后减轻。近2日疼痛加剧，甚则从沉睡中痛醒，自服"芬必得"无效，遂来我院就医。刻下：腰部疼痛并有冷感，阴雨天加重，得温痛减，小便清长。

既往史：平素体健，否认其他传染病及内科疾病史，无手术外伤史，无过敏史，预防接种按计划进行。

体检：T 36.4℃，P 76次/分，R 19次/分，BP 110/75mmHg，神清，精神萎靡，心肺听诊（-），腹部平软，无明显压痛，肝脾肋下未及。L1以下脊柱压痛（+），Schoeber试验（+）。四肢无畸形，肌力、肌张力正常，生理反射存在，病理反射未引出。舌质淡，苔薄白，脉沉弦。

辅助检查：HLA-B27（+），ESR：35mm/h。

问题

①给出患者的典型症状。

②给出中医的诊断和分型、辨证依据。

③给出中医的治法和主方。

辨证分析思路

1.患者以腰部疼痛伴晨僵4个月，加重2天为主诉。

2.患者青年男性，并以腰部脊柱疼痛伴晨僵大于3个月为典型症状，且腰椎活动度降低，HLA-B27呈阳性，血沉升高，符合强直性脊柱炎诊断。

3.辨证关键：腰痛的致病原因大致分为内伤与外感两大类，辨证当首先辨寒热和虚实。感受外邪为病者多属表属实，起病急、病程短；年老体虚，肾精虚衰发病者多属里属虚，起病缓、病程长；若腰部疼痛发生于秋冬季节，伴畏寒怕冷，遇寒加剧，得温则舒，多属寒属虚；若发病于夏暑季节，疼痛者灼热感，遇热加剧，小便短赤者，多属热证；若疼痛呈刺痛，固定不移，按之痛剧者，属瘀血内阻；若久治不愈或体虚当病，复感外邪者，属于虚中夹实之证。

4.病因病机分析：本病案中，患者因淋雨受凉而致使风寒之邪夹湿侵袭机体，留滞于经脉、筋骨之间，使气血运行受阻，不通则痛。故感受风寒湿邪是导致本案的诱发因素。

5.证候分析：患者4个月前淋雨受凉为发病的诱因，风寒之邪夹湿侵袭，并留滞于肢体、经脉、筋骨之间，使气血运行受阻，不通则痛，甚则夜间痛醒，活动不利。寒湿内阻，则小便清长，舌淡苔白；痛势剧烈，则脉弦；得寒加剧、得温痛减、昼轻夜重亦为寒湿内郁之象，上述均符合痹证之痛痹的症状表现。

6.立法处方：由上述可见，本案当属风寒湿证，治宜散寒通络，祛风除湿，方予乌头汤加减。

制川乌6g，麻黄9g，防风15g，白芍9g，白芷12g，威灵仙20g，蜈蚣（大）3条，黄芪9g，徐长卿12g，延胡索12g，甘草6g。

处方分析：本方源自汉·张仲景《金匮要略·中风历节病脉证并治第五》，方中制川乌温经散寒、除湿止痛；麻黄宣散透表，以祛寒湿；白芍宣痹行血，并配甘草缓急止痛；黄芪益气固表，助麻黄、乌头温经止痛，亦制麻黄过散之性；甘草甘缓，并解川乌之毒。以上诸药共奏散寒通络、祛风除湿之功。

7.辅助检查：大约80%~90%的强直性脊柱炎患者的HLA-B27呈阳性，故此检查对诊断有参考价值，尤其对于临床高度疑似病例。血沉常与病情的活动有一定的相关性，多数强直性脊柱炎患者在急性期血沉增快。骶髂关节CT可以发现骶髂关节的轻微变化，有利于早期诊断。临床常行抗"O"、类风湿因子、腰椎CT等检查排除其他风湿性疾病和腰椎病变。

8.转归：本案患者属于发病初期，正气未衰，若经积极治疗，使风寒湿邪得祛，疼痛得减，并注意调摄、护理，可使发作逐渐减轻，甚至可以如常人般生活、工作。但若治疗不当，或频繁发作，使得气血运行不畅日甚，痰瘀胶结痹阻肢体、筋骨，可进一步耗伤气血，损伤骨质，使疾病向中晚期发展。

9.病案分析思维流程图

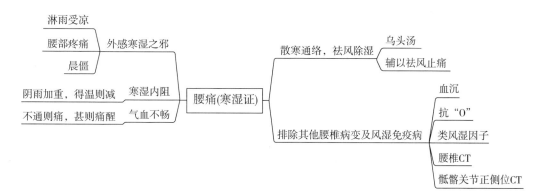

【其他疗法】

（一）中成药

1.清痹片　5片，每日3次。清热解毒，利水消肿，活血通络。适用于强直性脊柱炎湿热痹阻者。

2.鸡血藤浸膏片　4片，每日3次。补血活血，舒筋活络。适用于强直性脊柱炎血虚血瘀者。

3.风湿骨痛丸　9g，每日2次。祛风胜湿，活络定痛。主治强直性脊柱炎阳虚寒湿，且疼痛较甚者。

4.金乌骨通胶囊　3粒，每日3次。滋补肝肾，祛风除湿，活血通络。用于强直性脊柱炎肝肾不足，风寒湿痹，气血瘀滞者。

（二）食疗

1.薏苡仁粥　薏苡仁和粳米比例1:1，洗净，加水熬煮成粥，每日早晚食用，具有健脾胃、祛风湿之功效。

2.豨莶草膏　红梗豨莶草（去粗梗）2000g，洗净，用大铁锅熬汁，过滤，再加蜂蜜200g、白酒酿250g熬成膏状。开水调服2~3匙，每日1次，具有补肝益肾、祛风化湿之功。

【预防调护】

（一）预防

1.避免过度劳累、精神紧张、受寒、受潮等诱发因素。

2.加强身体锻炼，注意劳逸结合，保持心情舒畅，戒烟限酒。

3.尽量争取早期诊断、早期治疗。

（二）护理

1.饮食调摄　加强营养，尽量选择高蛋白、高维生素、营养丰富且易消化的食品，少食辛辣刺激性食物及发物；由于本病常伴发不同程度的骨质疏松，故应适当选用含钙量高的食品，如奶制品、虾皮、骨头汤等。

2.心理干预 对患者进行心理疏导，使患者保持精神愉快，消除心理压力，树立战胜疾病的信心。

3.日常起居 起居有常，劳逸适度，节制房事，防寒保暖。

4.睡眠姿态 睡硬板床，仰卧，去枕或用薄枕，晨起后可在床上轻微活动，或揉搓按摩易发生僵硬的肢体关节部位，以减轻晨僵。

5.功能锻炼 主要包括维持胸廓活动度，保持脊柱的生理屈度、肢体局部运动及全身运动等，锻炼强度因人而异，尤其推荐游泳运动。

【要点概括】

（一）病因病机概括

本病可起于先天禀赋不足或后天调摄失当，房室不节，惊恐，郁怒，或病后失于调养，遂致使肾督亏虚，复感风寒湿诸邪（尤其是寒湿偏盛）深侵肾督，内外合邪，深入骨骱、脊柱，使得经输不利，营卫失和，气血阻滞，不通则痛。或久病肝肾精血亏虚，使筋挛骨弱而邪留不去，渐致痰浊瘀血胶结阻络而成。

（二）辨证要点

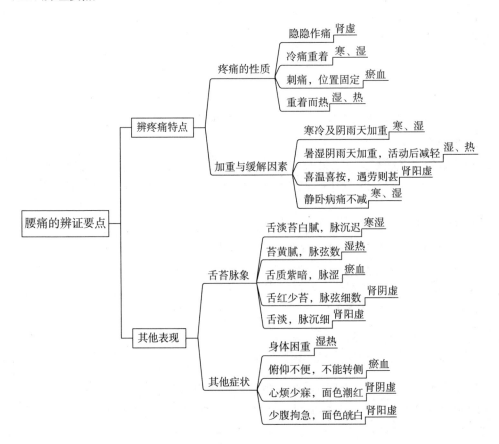

（三）基本辨证分型及治疗

表7-1 腰痛的基本辨证分型及治疗主方

分型	主症	治法	主方
寒湿腰痛	腰部冷痛重着，转侧不利，逐渐加重，痛有定处，日轻夜重，遇寒则甚	散寒除湿，温经通络	乌头汤加减
湿热腰痛	腰部灼热胀痛，口干渴不欲饮，夏季或阴雨天加重，活动后减轻，小便短赤	清热利湿，通络止痛	四妙丸加味
气滞血瘀证	腰部刺痛，痛有定处，痛重时腰不能转侧，痛处拒按，局部肿胀或有硬结	行气活血，化瘀通络	身痛逐瘀汤加减
气血两虚证	腰背冷痛，遇寒加重或屈伸不利，恶风畏寒，神疲乏力，面色少华，劳累后加剧	益气养血，祛风散寒	独活寄生汤加减
肝肾阴虚证	腰部酸软疼痛，喜按，劳作加剧，双下肢疼痛、拘急、屈伸不利，心烦失眠，手足心热，形体消瘦，男性遗精，女性月经量少	滋补肝肾，强化筋骨	左归丸加减
脾肾阳虚证	腰部隐痛，喜温喜按，四肢不温，形寒畏冷，遇劳则甚，静卧则舒，面色㿠白，少气乏力	温补脾肾，散寒止痛	阳和汤加减

【临证备要】

（一）辨证和辨病结合

腰痛病程缠绵，反复发作，经久难愈，根据病情的不同分期结合中医辨证分型进行论治体现了辨病与辨证相结合的思路。疾病活动期多为标实证，属寒郁化热之湿热瘀毒互结之寒热错杂证，而缓解期多为本虚，多为肾督亏虚、痰瘀互结之虚实夹杂证，应按其标本虚实论治。

（二）中西医结合治疗

尽管西医学对强直性脊柱炎等疾病的研究已经取得了很大的进展，但仍未有特效药物问世，部分药物不良反应亦较大。通过回顾历年来中医对该病的认识和诊治，中医药在改善病情、提高患者生活质量方面确有其肯定的疗效，但也存在着治疗手段单一，仍以内服汤剂为主，使许多患者无法坚持用药，从而影响治疗效果等问题，因此，中西医紧密结合，互相取长补短，可使得中西医结合治疗腰痛具有更广阔的前景。

【名老中医验方选粹】

1. 金实教授强脊方 独活12g，桑寄生15g，川牛膝10g，当归10g，白芍30g，橘核10g，延胡索12g，防风15g，防己12g，白芷12g，威灵仙20g，蜈蚣大者3条，甘草6g。功效：益肾养血，蠲痹通络。作为治疗强直性脊柱炎的基础方，随证加减。

2.焦树德补肾祛寒治尪汤　川续断12g，补骨脂12g，熟地黄12g，淫羊藿9g，制附片6g，骨碎补12g，桂枝9g，赤白芍各12g，知母12g，独活10g，防风10g，麻黄6g，苍术6g，威灵仙15g，伸筋草30g，川牛膝15g，松节15g，炮山甲6g，土鳖虫10g。功效：补肾驱寒止痛。用于寒湿痹阻之肾虚腰痛。

【思考题】

1.腰痛的临床表现有哪些？

2.腰痛应如何辨证论治？

3.治疗腰痛的禁忌主要有哪些？

第二节　痹　证

【病名本义】

痹证又称尪痹，是指因风、寒、湿、热等邪痹阻经络，影响气血运行导致肢体筋骨、关节、肌肉等处发生疼痛、重着、酸楚、麻木或关节屈伸不利、僵硬、肿大、变形等症状的一种疾病。西医学中类风湿关节炎、风湿性关节炎、反应性关节炎、肌纤维炎、痛风、增生性骨关节炎等出现痹证的临床表现时，均可参照本篇辨证论治。

【病名沿革】

痹证病名首见于《内经》，《素问·痹论》云"风、寒、湿三气杂至，合而为痹，其风气胜者为行痹，寒气胜者为痛痹，湿气胜者为着痹"，又提出了骨痹、筋痹、脉痹、肌痹、皮痹的"五痹之分"，对痹证的病因病机、证候分类等均作了较详细的论述；《金匮要略》中提出了湿痹、血痹及历节之名；《外台秘要》因其症状痛如虎咬，昼轻夜重而又称其为"白虎病"；《证治准绳》中又有"鼓槌风""鹤膝风"之描述。

【病案】

范某，男，53岁，商人，2009年5月就诊。

主诉：两肩、膝及左侧腕关节疼痛，手指晨僵3年余。

现病史：患者患类风湿关节炎、丙肝3年余，于外院使用抗风湿药物后，肝功能立即异常，改服中药后关节疼痛虽略有减轻，但肝功能波动依旧无法解决。无奈之下停用一切中西抗风湿药物，造成指、腕、肩、膝等关节及周边肌肉疼痛，烦躁不安，严重影响工作和生活，对家人及医生诉说有轻生念头。刻下：双侧肩、膝及左侧腕关节疼痛，患处皮肤温度升高，颜色发红，多个手指关节肿胀疼痛，晨僵，烦躁不安，天气阴冷或季节变化时，手指及腕关节僵痛加重，畏寒，口渴喜热饮，纳可。

既往史： 类风湿关节炎、痛风、丙肝病史3年余。

体检： T 36.8℃，P 70次/分，R 16次/分，BP 130/85mmHg，神清，精神萎靡，心肺听诊（－），腹部平软，无明显压痛，肝脾肋下未及。双侧肩、膝关节、左侧腕关节及手指压痛（＋）。四肢无畸形，肌力、肌张力正常，生理反射存在，病理反射未引出。苔薄白，舌暗红，脉细弦。

辅助检查： 抗CCP：66RU/ml，RF（1:1280），ESR：64mm/h。

问题

①给出患者的典型症状。

②给出中医的诊断和分型、辨证依据。

③给出中医的治法和主方。

辨证分析思路

1.患者以两肩、膝及左侧腕关节疼痛，手指晨僵3年余为主诉。

2.患者以多关节疼痛伴晨僵>3个月为典型症状，且抗CCP、ESR升高，RF滴度亦升高，符合类风湿关节炎诊断。

3.辨证关键：邪气痹阻经络是痹证的病机根本，所以辨证当一先辨邪气的偏盛，二辨虚实。如患处游走不定者为行痹，属风邪盛；痛甚且遇寒加重者为痛痹，属寒邪盛；关节酸痛重着者为着痹，属湿邪盛；关节红肿热痛为热痹，属热邪盛；久病皮下结节者为痰；关节肿胀刺痛，肌肤紫暗或有瘀点瘀斑等为瘀。而新发痹证者，风、寒、湿、热之邪明显者为实；痹证日久，气血耗伤，脏腑受损而肝肾不足为虚；迁延不愈，痰瘀互结肝肾亏虚者为虚实夹杂。

4.病因病机分析：本病案中，患者因感受风寒湿热之邪，使得邪气留滞经脉、痹阻气血，不通则痛。故而感受风寒湿热之邪是本案的诱发因素。

5.证候分析：患者关节红肿、舌红、烦躁、口渴均为热象，而畏寒、喜热饮、关节疼痛遇寒则甚又为寒象，风寒湿热之邪侵袭机体，并留滞于肢体、经脉、筋骨之间，使气血运行受阻，不通则痛，加之因担心肝功能波动而无法使用有效的治疗方式使得病情日益加重；上述均符合痹证之寒热错杂证型的表现。

6.立法处方：由上述可见，本案当属痹证之寒热错杂证型，治宜散寒通络，祛风除湿，佐以清热，方予桂枝芍药知母汤加减。

桂枝9g，麻黄9g，防风15g，生姜6g，白芍9g，知母12g，白术12g，蜈蚣（大）3条，制附片3g，徐长卿12g，延胡索12g，甘草6g。

处方分析：本方源自汉·张仲景《金匮要略·中风历节病脉证并治》，方中桂枝、麻黄发散风寒之邪；白术去湿；制附片、生姜温经散寒；防风祛风；白芍、知母滋阴清热；甘草中和诸药、缓急止痛。以上诸药共奏散寒通络、祛风除湿、滋阴清热之功。

7.辅助检查：抗环瓜氨酸多肽抗体（抗CCP抗体）阳性：抗CCP抗体对类风湿关节炎具有相当高的特异性和敏感性，大约60%~70%的活动期类风湿关节炎患者的抗CCP抗体呈高表达，即便是早期患者，其敏感度也能达到40%~60%，故此检查对诊断有参考价值。血沉（ESR）升高：血沉常与病情的活动有一定的相关性，多数活动期类风湿关节炎患者的血沉升高。C反应蛋白（CRP）也是反应病情活动度的常用指标，病情缓解时可降至正常。患者血液中出现自身抗体是风湿性疾病的一大特点，临床可行抗核抗体（ANA）、抗中性粒细胞胞浆抗体（ANCA）等检查。关节影像学检查对诊断、病变分期、病情演变的检测均很重要。

8.转归：本案患者经过治疗，定期随诊并复查各项指标均在正常范围内，至今病情稳定。虽就诊时发病已3年余，且因顾及肝功能波动，未行有效的系统治疗，使得病情加重，幸未损及脏腑，经过积极治疗后使得症状减轻，趋于常人。但若继续延误治疗，使得气血耗伤，内生痰瘀，进一步痹阻气血，可转化为肝肾亏虚之虚实夹杂证。

9.病案分析思维流程图

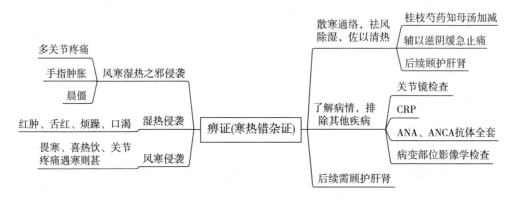

【其他疗法】

（一）中成药

1.益肾蠲痹丸 8片（疼痛剧烈者可加至12片），每日3次。温补肾阳，益肾壮督，搜风剔邪，蠲痹通络。主治类风湿关节炎肾阳亏虚、风湿痰瘀痹阻者。

3.尪痹冲剂 6g，每日3次。补肝肾，强筋骨，祛风湿，通经络。适用于类风湿关节炎肝肾不足，邪气内羁筋骨者。

3.正清风痛宁 2~3粒，每日3次。祛风除湿，活血通络，消肿止痛。用于类风湿关节炎早期。

4.复方雪莲胶囊　2~3粒，每日3次。温经散寒，祛风胜湿，舒筋活络。用于类风湿关节炎风寒湿证。

（二）食疗

1.风湿酒　制川草乌、金银花、乌梅、甘草、大青盐各6g，上药浸于白酒250ml内，密封48小时，过滤备用，每次饮5ml，每次3次。

2.羌活甘草茶　绿茶2g，羌活5g，炙甘草10g。加开水400ml浸泡10分钟，于饭后频服。

3.蕲蛇天麻酒　蕲蛇12g，羌活6g，红花9g，防风3g，天麻6g，五加皮6g，当归6g，秦艽6g，白糖90g，上药制成药酒1000ml，每次用量最多不超过60ml，每日2次。

【预防调护】

（一）预防

1.注意防风、防寒、防潮等诱发因素，避免久居暑湿之地。

2.居住寒冷地区或气候骤变，应注意保暖。

3.汗出勿当风，内衣裤袜勤洗晒。

4.平素注意生活调摄，加强锻炼，增强体质。

（二）护理

1.体位护理　及时纠正患者的不良姿势、体位，如膝关节疼痛，伸直更甚时，患者为求舒适而将膝关节屈曲，久而久之，关节就固定于半屈曲位，不能伸直造成行走受限。

3.日常起居　病重者应卧床休息，行走不便者应防止跌仆，以免发生骨折。

4.防止褥疮　长期卧床者要勤换体位，防止褥疮发生。

5.功能锻炼　活动期应注意休息，减少活动量。病情好转时应注意关节功能锻炼，避免关节僵硬、防止肌肉萎缩，恢复关节功能。如手捏核桃或握力器，锻炼手指关节功能；脚踏自行车，锻炼膝关节功能等。锻炼时切勿勉强，适可而止，活动量应逐步增加，持之以恒。

【要点概括】

（一）病因病机概括

本病的发生与体质、气候、生活环境及饮食有密切关系，正虚卫外不固是发病的内在基础，而感受风、寒、湿、热等外邪是发病的外在条件。邪痹经脉，不通则痛为本病的病机根本，病变多累及肢体筋骨、肌肉、关节，久病内舍于脏，痰瘀互结，虚实夹杂。

（二）辨证要点

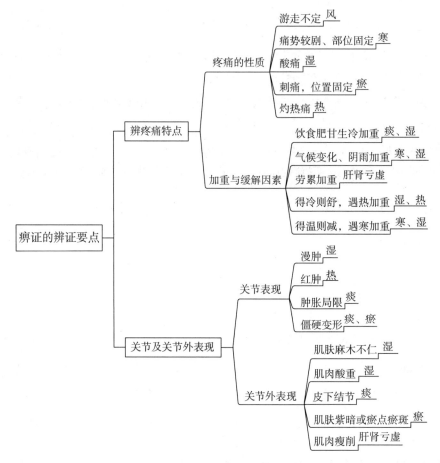

痹证的辨证要点
- 辨疼痛特点
  - 疼痛的性质
    - 游走不定　风
    - 痛势较剧、部位固定　寒
    - 酸痛　湿
    - 刺痛，位置固定　瘀
    - 灼热痛　热
  - 加重与缓解因素
    - 饮食肥甘生冷加重　痰、湿
    - 气候变化、阴雨加重　寒、湿
    - 劳累加重　肝肾亏虚
    - 得冷则舒，遇热加重　湿、热
    - 得温则减，遇寒加重　寒、湿
- 关节及关节外表现
  - 关节表现
    - 漫肿　湿
    - 红肿　热
    - 肿胀局限　痰
    - 僵硬变形　痰、瘀
  - 关节外表现
    - 肌肤麻木不仁　湿
    - 肌肉酸重　湿
    - 皮下结节　痰
    - 肌肤紫暗或瘀点瘀斑　瘀
    - 肌肉瘦削　肝肾亏虚

（三）基本辨证分型及治疗

表7-2　痹证的基本辨证分型及治疗主方

分型	主症	治法	主方
风寒湿痹证	关节疼痛肿胀，麻木重着，痛处游走或局部畏寒冷痛，遇寒则甚，得温则减	祛风散寒，除湿通络	薏苡仁汤合乌头汤加减
风湿热痹证	肢体关节红肿热痛，扪之觉热，痛不可近，屈伸不利，身热面赤，烦渴欲饮	清热通络，祛风除湿	白虎汤合四妙丸加减
寒热错杂证	肢体关节红肿热痛但局部畏寒，虽有身热却欲盖衣被，关节屈伸不利	温经散寒，清热除湿	桂枝芍药知母汤加减
痰瘀痹阻证	病变日久，关节肿大，僵硬畸形，或见皮下结节，肤色紫暗或有瘀点瘀斑	化痰去瘀，蠲痹通络	双合汤加减
正虚邪恋证	肢体关节疼痛时轻时重，倦怠乏力，面色少华，腰脊冷痛，胫酸膝软，肌肉萎缩	培补肝肾，舒筋止痛	独活寄生汤合黄芪桂枝五物汤加减

【临证备要】

（一）毒性药物的使用

在痹证治疗中，风寒湿痹疼痛剧烈者常用的附子、川草乌等药物因毒性较大，均需经过炮制，并严格限制内服剂量，用量也宜由小至大递增，且不可久服。服药后若出现唇舌发麻，头晕、心悸、恶心等中毒反应应立即停服并按药物中毒急救处理。

（二）辨病位用药

在痹证的治疗中，于辨证的基础上可有针对性的使用药物以提高治疗效果：如病在上肢可加片姜黄、桂枝、羌活等；下肢疼痛不利者可选加川牛膝、独活、木瓜等；腰部疼痛可加桑寄生、川续断、杜仲等；足跟疼痛可选用怀牛膝、骨碎补等。

【名老中医验方选粹】

1.**金实教授痹痛方**　防风15g，白芷12g，威灵仙20g，蜈蚣大者3条，甘草6g。功效：祛风通络。作为治疗痹证的基础方，随证加减：寒热错杂者合桂枝芍药知母汤；内外皆寒者合麻黄附子细辛汤；热象重者合白虎加桂枝汤；正虚邪恋者合独活寄生汤；气血两虚者合黄芪桂枝五物汤。

2.**汪履秋教授加减痛风方**　麻黄6g，桂枝10g，防风10g，防己10g，威灵仙10g，苍术10g，鸡血藤10g，全蝎3g，胆南星6g，桃仁10g，红花10g。功效：祛风散寒，活血去瘀。用于类风湿关节炎关节僵硬畸形明显者。

【思考题】

1.痹证的临床表现有哪些？

2.痹证之寒热错杂证型的主症、治法、代表方是什么？

3.应当如何预防调护？

中医临床思辨能力实训指导

虚拟实训一　肺系疾病辨治能力训练

【实训目的】

1.掌握肺系疾病病证特点及辨证思路。

2.通过不同案例，从望、闻、问、切四诊，辅助检查，治则治法，选方用药，预防调护等方面进行辨证论治，培养对肺系疾病的临床诊治能力。

【实训内容】

1.通过临床病例和虚拟软件结合，基于临床收集的典型案例，创建沉浸式、交互式的虚拟训练情景，让学生主动发现问题解决问题。

2.望、闻、问、切四诊的操作要点及通过咳嗽声音、痰液色、量的变化，进行辨证分析。结合体格检查、ECG、影像学检查、血液及分泌物检查等辅助检查报告分析。

3.结合案例分析综合辨证，掌握肺系疾病辨治规律及理法方药特点。

【实训课时】

3学时。

【实训方式】

计算机虚拟交互实验，结合CBL、PBL、翻转课堂教学、训练。

虚拟实训二　心脑系疾病辨治能力训练

【实训目的】

1.掌握心脑系疾病病证特点及辨证思路。

2.通过不同案例，从望、闻、问、切四诊，心前区疼痛性质，节律及心率，结合辅助检查、治则治法、选方用药、预防调护等方面进行辨证论治，培养对心脑系疾病的临床诊治能力。

【实训内容】

1.通过临床病例和虚拟软件结合，基于临床收集的典型案例，创建沉浸式、交互式的虚拟训练情景，让学生动手发现问题解决问题。

2.望、闻、问、切四诊的操作要点，及通过心前区不适的情况，区别疼痛性质，辨证分析。结合体格检查、ECG、影像学检查、血液及分泌物检查等辅助检查报告分析。

3.结合案例分析综合辨证，掌握心脑系疾病辨治规律及理法方药特点。

【实训课时】

3学时。

【实训方式】

计算机虚拟交互实验，结合CBL、PBL、翻转课堂教学、训练。

虚拟实训三　脾胃系疾病辨治能力训练

【实训目的】

1.掌握脾胃系疾病病证特点及辨证思路。

2.通过不同案例，从望、闻、问、切四诊，辅助检查，治则治法，选方用药，预防调护等方面进行辨证论治，培养对脾胃系疾病的临床诊治能力。

【实训内容】

1.通过临床病例和虚拟软件结合，收集基于临床的典型案例，创建沉浸式、交互式的虚拟训练情景，让学生动手发现问题解决问题。

2.通过望、闻、问、切四诊，望呕吐物颜色、闻气味，对胃部疼痛的性质辨证分析。结合体格检查、ECG、影像学检查、血液及分泌物检查等辅助检查报告分析。

3.结合案例分析综合辨证，掌握脾胃系疾病辨治规律及理法方药特点。

【实训课时】

3学时。

【实训方式】

计算机虚拟交互实验，结合CBL、PBL、翻转课堂教学、训练。

虚拟实训四　肝胆系疾病辨治能力训练

【实训目的】

1.掌握肝系疾病病证特点及辨证思路。

2.通过不同案例，从望、闻、问、切四诊，辅助检查，治则治法，选方用药，预防调护等方面进行辨证论治，培养对肝胆系疾病的临床诊治能力。

【实训内容】

1.通过临床病例和虚拟软件结合，基于临床收集的典型案例，创建沉浸式、交互式的虚拟训练情景，望、闻、问、切四诊的操作要点及对肝区不适情况进行辨证分析。

2.结合体格检查、ECG、影像学检查、血液及分泌物检查等辅助检查报告分析。

3.综合案例分析综合辨证，掌握肝系疾病辨治规律及理法方药特点。

【实训课时】

3学时。

【实训方式】

计算机虚拟交互实验，结合CBL、PBL、翻转课堂教学、训练。

虚拟实训五　肾系疾病辨治能力训练

【实训目的】

1.掌握肾系疾病病证特点及辨证思路。

2.通过肾系相关案例，从望、闻、问、切四诊，辅助检查，治则治法，选方用药，预防调护等方面进行辨证论治，培养对肾系疾病的临床诊治能力。

【实训内容】

1.通过临床病例和虚拟软件结合，创建沉浸式、交互式的虚拟训练情景。对四诊望、闻、问、切的操作要点及肾区不适情况进行辨证分析。

2.四诊望神、望色、望形、望态的操作要点，及通过尿液色、量、味的变化，进行辨证分析。结合体格检查、ECG、影像学检查、血液、尿液等分泌物检查等辅助检查报告分析。

3.结合案例分析综合辨证，掌握肾系疾病辨治规律及理法方药特点。

【实训课时】

3学时。

【实训方式】

计算机虚拟交互实验，结合CBL、PBL、翻转课堂教学、训练。

虚拟实训六　肢体经络、气血津液疾病辨治能力训练

【实训目的】

1.掌握肢体经络、气血津液疾病病证特点及辨证思路。

2.通过相关案例，从望、闻、问、切四诊，辅助检查，治则治法，选方用药，预防调护等方面进行辨证论治，培养对气血津液及肢体筋络疾病的临床诊治能力。

【实训内容】

1.通过临床病例和虚拟软件结合，创建沉浸式、交互式的虚拟训练情景。

2.四诊望神、望色、望形、望态的操作要点，及对肢体经络疾病辨证分析。结合体格检查、ECG、影像学检查、血液及分泌物检查等报告分析。

3.结合案例分析综合辨证，掌握肢体经络、气血津液疾病辨治规律及理法方药特点。

【实训课时】

3学时。

【实训方式】

计算机虚拟交互实验，结合CBL、PBL、翻转课堂教学、训练。

虚拟实训七　中医疑难症综合辨治教学与训练

【实训目的】

1.掌握疑难症病证特点及辨证思路。

2.通过不同案例，从望、闻、问、切四诊，辅助检查，治则治法，选方用药，预防调护等方面进行辨证论治，培养对疑难症的临床诊治能力。

【实训内容】

1.通过对临床疑难病例和虚拟软件结合，创建沉浸式、交互式的虚拟训练情景。

2.望、闻、问、切四诊的操作要点及对诊疗过程进行辨证分析。结合体格检查、ECG、影像学检查、血液及分泌物检查等辅助检查报告分析。

3.结合案例分析综合辨证，掌握疑难症辨治规律及理法方药特点。

【实训课时】

3~6学时。

【实训方式】

计算机虚拟交互实验，或结合SP，进行虚实结合训练与考核。